Gerlinghoff/Backmund Eßstörungen

Dr. med. Monika Gerlinghoff
Dr. med. Herbert Backmund

Eßstörungen

Anstöße zur Krankheitsbewältigung

TRIAS THIEME HIPPOKRATES ENKE

Anschrift der Autoren:

Dr. med. Monika Gerlinghoff
Therapie-Centrum für Eßstörungen
am Max-Planck-Institut
Schleißheimer Str. 267
80809 München

Dr. med. Herbert Backmund
Max-Planck-Institut für Psychiatrie
Leiter der Neurologischen und
Neuroradiologischen Abteilung
Kraepelinstr. 10
80804 München

Gesamttypographie:
B. und H. P. Willberg, Eppstein/Ts.

Umschlaggestaltung:
Dominique Loenicker, Stuttgart

Die Deutsche Bibliothek –
CIP-Einheitsaufnahme

Gerlinghoff, Monika:
Eßstörungen: Anstöße zur Krankheitsbewältigung / Monika Gerlinghoff ; Herbert Backmund. – 2. Aufl. – Stuttgart : TRIAS – Thieme, Hippokrates Enke, 1995
1. Aufl. u. d. T.: Gerlinghoff, Monika: Magersucht
NE: Backmund, Herbert:

Die erste Auflage dieses Buches erschien 1989 unter dem Titel »Magersucht« bei TRIAS-Thieme Hippokrates Enke

Gedruckt auf chlorfrei
gebleichtem Papier

Printed in Germany
Satz und Druck:
Druckhaus Götz GmbH,
71636 Ludwigsburg
(CCS Textline, Linotronic 630)

ISBN 3-89373-277-2 1 2 3 4 5 6

Wichtiger Hinweis: Wie jede Wissenschaft ist die Medizin ständigen Entwicklungen unterworfen. Forschung und klinische Erfahrung erweitern unsere Erkenntnisse, insbesondere was Behandlung und medikamentöse Therapie anbelangt. Soweit in diesem Werk eine Dosierung oder eine Applikation erwähnt wird, darf der Leser zwar darauf vertrauen, daß Autoren, Herausgeber und Verlag große Sorgfalt darauf verwandt haben, daß diese Angabe dem Wissensstand bei Fertigstellung des Werkes entspricht.
Für Angaben über Dosierungsanweisungen und Applikationsformen kann vom Verlag jedoch keine Gewähr übernommen werden. Jeder Benutzer ist angehalten, durch sorgfältige Prüfung der Beipackzettel der verwendeten Präparate und gegebenenfalls nach Konsultation eines Spezialisten festzustellen, ob die dort gegebene Empfehlung für Dosierungen oder die Beachtung von Kontraindikationen gegenüber der Angabe in diesem Buch abweicht. Eine solche Prüfung ist besonders wichtig bei selten verwendeten Präparaten oder solchen, die neu auf den Markt gebracht worden sind. Jede Dosierung oder Applikation erfolgt auf eigene Gefahr des Benutzers. Autoren und Verlag appellieren an jeden Benutzer, ihm etwa auffallende Ungenauigkeiten dem Verlag mitzuteilen.

Zu diesem Buch

Kein Buch kann eine Therapie ersetzen. Es liefert auch kein Rezept für eine Krankheitsbewältigung. Aber wir möchten vermitteln, wie eng und trist ein Leben mit einer Eßstörung, ob Magersucht oder Bulimie, verläuft und wie wichtig darum eine Behandlung ist.

Wir werden Sie über Magersucht und Bulimie informieren, aber das ist nicht allein unser Anliegen. Unsere Hoffnung ist vielmehr, unsere Leserinnen und Leser über die äußeren Daten einer Krankheitsbeschreibung hinaus für das Problem Magersucht und Bulimie zu interessieren. Wir möchten mit Ihnen der Vielschichtigkeit der Ursachen nachgehen, Ihnen Mut machen, über Ihre Krankengeschichte und Ihr Leben nachzudenken, und Sie sensibilisieren für das Erkennen von Zusammenhängen. Manches wird für Sie schmerzlich sein oder Sie kränken. Vielleicht empfinden Sie einige unserer Gedanken als abwegig, sogar feindlich. Es ist aber keineswegs unsere Absicht, Sie zu kränken, Sie bloßzustellen oder Ihnen Schuld zuzuweisen. Wir möchten vielmehr mit Ihnen nach Wegen suchen, Ihre Krankheit zu bewältigen.

Wir wenden uns vor allem an die, die gerade durchschaut haben, daß sie eßgestört sind, und an solche, die von Magersucht und Bulimie gehört haben, jedoch nicht so recht glauben wollen, selbst daran zu leiden. Wir möchten aber auch diejenigen ansprechen, die schon seit Jahren von ihrer Krankheit wissen, vielleicht bereits mehrere Therapien absolviert haben und sich in Resignation von ihrer Eßstörung beherrschen lassen.

Dieses Buch ist aus vielen Gesprächen mit Betroffenen und Angehörigen in über zehn Jahren entstanden. Viele ihrer Sorgen, Befürchtungen und Strategien sind uns vertraut. Wir lassen in diesem Buch Betroffene selbst zu Wort kommen und möchten mit ihnen zusammen Ihr Gesprächspartner sein. Wir wünschen uns, daß Sie sich möglichst oft angesprochen fühlen und sich anregen lassen, Ihre eigenen Gedanken und Überlegungen aufzuschreiben. Wir sind davon überzeugt, daß persönliche Aufzeichnungen viel zum Krankheitsverständnis beitragen können.

Wir wenden uns aber auch an Angehörige, besonders natürlich an Eltern. Einige Passagen sind direkt an Sie als Mutter oder Vater gerichtet; auch Ihnen gilt unser Rat, sich Gedanken über Ihre eigene Lebensgeschichte vor dem Hintergrund der Erkrankung Ihrer Tochter zu machen und wenn möglich, Ihre Überlegungen aufzuschreiben. Es wäre viel gewonnen, wenn Sie sich selbst eingestehen könnten, daß Ihr Kind an einer Eßstörung leidet und daß sich dahinter viel mehr verbirgt als nur der Schlankheitstick in unserer Wohlstandsgesellschaft. Sie sollten sich damit vertraut machen, daß

Magersucht und Bulimie psychische Erkrankungen sind, die auch zu körperlichen Störungen führen, daß es aber weder eine Schande noch etwas Minderwertiges ist, an einer psychischen Störung zu leiden.

Wir wünschen uns, daß dieses Buch für Sie zu einem Arbeitsbuch wird, in dem Sie lesen, nachschlagen, zurückblättern, vergleichen, Notizen machen und sich anregen lassen, selbst aktiv zu werden und vielleicht auch zu schreiben.

Wir hätten unser Ziel verfehlt, wenn Sie nach Lektüre dieses Buches noch immer versuchen wollten, Ihre Krankheit oder die Ihres Kindes allein zu bewältigen – ob mit pädagogischen Maßnahmen, Vitamintabletten oder Aufbaupräparaten. Sie sollten das Buch auch nicht dazu benutzen, sich zu beweisen, daß Sie nicht an Magersucht oder Bulimie leiden, nur weil dieses oder jenes Detail auf Sie nicht zutrifft. Ihre Lebensgeschichte, Ihre Krankheitsanzeichen und Ihre Familie sind selbstverständlich nicht identisch mit denen einer anderen Betroffenen. Es geht um das Aufzeigen von Ähnlichkeiten in bezug auf Symptome, Hintergründe, Zusammenhänge und Familienkonstellationen, nicht aber um Gleichheit und auch nicht um Vollständigkeit.

Natürlich freuen wir uns, wenn auch Menschen, die nicht an Magersucht oder Bulimie leiden oder eine Betroffene in der Familie haben, aus Interesse an einer psychosomatischen Krankheit dieses Buch lesen. Magersucht und Bulimie sind exemplarisch für eine Krankheit, die gerade in unserer Zeit, unter den Bedingungen unserer Gesellschaft, unseres Familienverständnisses und unserer Erziehung gedeiht. Manche der beschriebenen Verhaltensweisen, Wertvorstellungen, Erziehungs- und Beziehungsformen und daraus resultierende Probleme finden wir in unzähligen Familien, die man als »ganz normal« bezeichnet.

Magersucht und Bulimie – eine Einführung

Auf einmal drängt sich der Gedanke an Magersucht oder Bulimie ins Bewußtsein. Vielleicht erinnern Sie sich an schon einmal Gehörtes oder Gelesenes, denn die Eßstörungen werden in den letzten Jahren nicht nur in Fachkreisen, sondern auch in den Medien immer häufiger diskutiert. Vermutlich lassen Sie den anfänglichen Verdacht aber ebenso schnell wieder fallen, wie er aufgetaucht ist, wenn dieses oder jenes Detail bei Ihnen nicht zutrifft. An etwas Negatives, gar Krankes im Zusammenhang mit Gewichtsabnahme und Schlankheit zu denken, erscheint außerdem absurd. Irgendwann aber überzeugen Gegenargumente nicht mehr; irgendwann müssen Sie sich eingestehen, Sie haben Magersucht oder Bulimie, und mit dieser Realität sollten Sie sich auseinandersetzen.

In der folgenden Einführung möchten wir einen Überblick über den Krankheitsverlauf geben.

Viele machen Schlankheitskuren

Magersucht verbirgt sich lange hinter allgemein akzeptierten Verhaltensweisen und favorisierten Idealen unserer Zeit. Sie äußert sich als konsequente Verwirklichung eines überall propagierten Gesundheits- und Schlankheitsideals. Anfänglich unterscheiden sich die Praktiken der später an Magersucht Erkrankten nicht von denen der unzähligen Menschen, die Schlankheitskuren machen, aber gesund bleiben oder sogar durch Fastenkuren etwas Gutes für ihre Gesundheit tun.

Die Motive, abzunehmen, um besser auszusehen, selbstbewußter zu werden und damit größere Chancen zu haben, oder ganz einfach, weil andere in der Umgebung auch Schlankheitskuren machen, sind ebensowenig außergewöhnlich oder gar krankheitsverdächtig wie die Methoden, die zur Gewichtsabnahme eingesetzt werden. Es gibt viele Möglichkeiten abzunehmen. So reduzieren einige ihre Nahrungszufuhr insgesamt, andere vor allem bestimmte Bestandteile, wie etwa Kohlenhydrate und Fette zugunsten von Eiweiß und Ballaststoffen. Wieder andere halten sich strikt an Diätvorschriften, wie sie vielfältig, fast schon bedrängend, in Zeitschriften angepriesen werden. Zusätzlich zu einer Kalorienreduktion wird von vielen ein kalorienverbrauchendes Körpertraining durchgeführt. Was immer getan wird, um abzunehmen – keine der genannten Verhaltensweisen ist magersuchtspezifisch.

Die Grenzen zur Magersucht sind fließend

Irgendwann aber werden Unterschiede deutlich. Die Wege trennen sich. Die meisten beenden ihre Diäten und Fastenkuren spätestens dann, wenn das gewünschte Gewichtsziel erreicht ist, und kehren zu ihren normalen Eßgewohnheiten zurück. Die später Magersüchtigen aber hungern weiter, auch dann, wenn sie ihr angestrebtes Zielgewicht bereits weit unterschritten haben. Ein neues, niedrigeres Gewicht wird definiert – erreicht und erneut nach unten verschoben. Schließlich heißt die Devise für nicht wenige: Gewichtsabnahme ohne Ende. Sie hungern weiter, auch dann, wenn ihr Untergewicht bereits bedrohliche Ausmaße angenommen hat. Ihr Blick ist verstellt. Sie können sich nicht so wahrnehmen, wie sie von ihrer Umwelt gesehen werden. Nicht der gesamte Körper steht im Blickfeld, sondern einzelne Körperteile, bevorzugt Oberschenkel, Bauch oder Hüften. Die Waage wird zur wichtigsten Kontrollinstanz. Sie sagt tagtäglich aus, ob eine angestrebte Hungerleistung erbracht wurde oder nicht. Längst ist die Grenze zur Krankheit überschritten. Längst haben sich Ziele und Motive verändert und sind für einen Außenstehenden nicht mehr nachvollziehbar.

Die Gewichtsabnahme wird zum Lebensinhalt

Die Methoden zum Abnehmen sind längst härter und rigider geworden. Die Nahrungsmittel werden in »erlaubte« und »verbotene« eingeteilt; erlaubt sind selbstverständlich nur kalorienarme, wie z. B. Mageryoghurt, Salat, Gurken, Knäckebrot und Körner. Das Denken kreist ausschließlich um Essen, wie etwa: Wann darf welche Nahrung zugeführt werden? Welche Leistung muß zuvor erbracht sein? Oder: Wie lassen sich gemeinsame Mahlzeiten mit Angehörigen vermeiden?

Die jungen Menschen sind »süchtig« danach, immer weiter abzunehmen, wider alle Vernunft, Gesundheit und Ästhetik. Nicht alle erreichen ein bedrohliches Untergewicht. Das Körpergewicht kann von 15% bis 55% unter Idealgewicht * absinken. Einige pendeln sich auf ein bestimmtes Gewicht ein und sind bemüht, dieses zu halten. Allen gemeinsam aber ist die Angst, wieder zuzunehmen. Diese Angst kann panikartig sein.

Begleitend zu der Kalorienreduktion führen einige ein kalorienverbrauchendes Körpertraining durch. Sportliche Aktivitäten wie Schwimmen, Radfahren, Jogging, Aerobic und Gymnastik nehmen schließlich mehrere Stunden am Tag in Anspruch. Üblicherweise sitzende Tätigkeiten werden nun im Stehen ausgeübt, Ruhepausen vermieden und der nächtliche Schlaf auf ein Minimum reduziert. Auch hier wird Zwanghaftigkeit in bezug auf Dauer, Ablauf und Härte des Trainings deutlich. Wichtig ist immer, daß die Vortagsleistung zumindest erreicht, wenn irgend möglich aber überschritten wird. Diese jungen Menschen sind magersüchtig geworden. Es er-

---

* Idealgewicht = Normalgewicht – 10%
Normalgewicht = Körpergröße in cm – 100

kranken vornehmlich Mädchen und junge Frauen, wesentlich seltener Jungen, an Magersucht; das Verhältnis beträgt etwa 20 : 1.

Magersüchtige leiden Hunger

Das Wort »Anorexie« (= Appetitlosigkeit) ist irreführend. Magersüchtige sind nicht appetitlos – ganz im Gegenteil. Sie leiden Hunger, auch wenn sie dies vor der Umwelt hartnäckig leugnen. Hungergefühle sind einerseits erwünscht als spürbarer Beweis, sich den Bedingungen der selbst geschaffenen Hungerwelt entsprechend verhalten zu haben, andererseits können sie so quälend werden, daß das Denken nur noch auf Essen und Nichtessen fixiert ist. Nahrung kann wie zu einer überwertigen Idee werden, die sich ständig aufdrängt, wesentliche Energien verbraucht und schließlich eine Auseinandersetzung mit anderen Dingen nicht mehr zuläßt.

Entsprechen diese Aussagen auch Ihrem Erleben? Können Sie sich in der Schule, an der Universität, am Arbeitsplatz oder in einem Gespräch auf das Wesentliche konzentrieren? Oder schweifen Ihre Gedanken ständig ab und denken Sie darüber nach, was Sie heute noch essen wollen, besser: dürfen, wenn Sie zuvor noch diese oder jene Leistung erbracht haben? Ist Ihnen Ihr rigides Hungersystem vielleicht längst wichtiger geworden als menschliche Beziehungen?

Viele Magersüchtige versuchen ihre Hungergefühle durch Kaugummikauen und die Zufuhr kalorienloser Flüssigkeiten zu vertreiben. Sie trinken Unmengen Mineralwasser, heißen Tee oder Kaffee – selbstverständlich höchstens mit Süßstoff gesüßt. Andere versuchen ihren Hunger durch einen verstärkten Umgang mit Nahrung zu bewältigen. Sie werden nicht müde, Angehörige zu verführen, immer noch mehr zu essen, während sie selbst hungern. Magersüchtige halten sich stundenlang in der Küche auf, ebenso verweilen sie gern in Lebensmittelabteilungen und benötigen für ihren sparsamen Einkauf unverhältnismäßig viel Zeit. Andere halten sich mit Vorliebe in Süßwarenabteilungen von Kaufhäusern auf, nehmen Pralinen, Kekse und Schokolade in die Hand, legen sie aber wieder zurück. Einige wenige kaufen Süßigkeiten und verstecken sie wie einen geheimen Schatz in ihrem Zimmer, den sie manchmal anschauen, in der Hand halten, vielleicht sogar auswickeln und beriechen, aber niemals essen. Beliebt ist auch das Betrachten von Kuchen und Pralinen in den Auslagen von Konditoreien oder das Lesen von Kochbüchern.

Vielleicht trifft die eine oder andere Form der Hungerbewältigung auch auf Sie zu. Denken Sie einmal darüber nach, wie Sie sich »sattschauen«, besonders, wie oft Sie davon träumen und sich ausmalen, was Sie sich einmal gönnen werden, wenn Sie noch mehr abgenommen haben.

Dieser Zeitpunkt scheint für einige Magersüchtige jedoch niemals zu kommen, weil das erreichte Gewicht immer noch nicht niedrig genug ist. Für 60% der Magersüchtigen kommt irgendwann der Tag, an dem sie die Kontrolle verlieren und das harte Hungerregime durchbrechen. Sie essen mehr als sie sich erlauben. Häufig ist dies der Anfang von Heißhungerattacken – die Magersucht hat sich zur Bulimie ausgeweitet.

Eltern sind hilflos

Die Eltern tolerieren und unterstützen nicht selten die ersten Diäten und bewundern die Gewichtsabnahme, vor allem dann, wenn sie selbst auch auf eine schlanke Figur Wert legen und sich um Gewichtsabnahme bemühen. Spätestens aber, wenn das Untergewicht bedrohliche Ausmaße erreicht hat, schlägt die Bewunderung in Sorge um. Die Eltern versuchen, durch gutes Zureden, später durch entsprechenden Druck ihr Kind wieder zu mehr Nahrungsaufnahme zu bewegen. Sie sind erstaunt, daß übliche Erziehungsmethoden diesmal nicht erfolgreich sind, vor allem, wenn es sich um ein Kind handelt, das sich bisher durch Anpassung und Wohlverhalten ausgezeichnet hat, das stets bemüht war, nur das zu tun, was die Eltern wünschten, um sie nicht zu enttäuschen. Diesmal sind sie chancenlos, trotz Bitten und Flehen der Mütter, trotz Drohungen und emotionaler Entgleisungen der Väter.

Die Magersüchtige will und kann ihre Hungerwelt nicht mehr verlassen und versucht, dem Druck der Eltern mit immer neuen Versprechungen und geschickten Täuschungen zu entkommen. Es gelingt ihr erstaunlich lange, die Eltern immer wieder zu beruhigen und auf morgen zu vertrösten. Das Repertoire an Täuschungen ist entsprechend groß. Mit der Zeit kommt es in fast allen Familien zu erheblichen Spannungen.

Magersucht weitet sich zur Bulimie aus

Irgendwann können einige dem Druck der Eltern oder ihrem Hungergefühl, das zur Gier ausarten kann, nicht mehr länger standhalten. Sie essen nach einer Zeit des Nur-Hungerns mehr als sie sich vorgenommen haben und erbrechen danach willentlich. Manche kommen von selbst auf diese Idee, andere haben von einer solchen Möglichkeit gehört oder gelesen; nicht allen gelingt es zu erbrechen. Andere nehmen nach jeder Nahrungsaufnahme Abführmittel ein – mit ständig steigender Dosierung. Ob erbrochen wird oder ob Abführmittel eingenommen werden, das Ziel ist dasselbe: Die zugeführte Nahrung soll möglichst rasch wieder aus dem Körper entfernt werden, damit der gefürchtete Fettansatz verhindert wird. Im weiteren Verlauf entwickeln sich Heißhungerattacken, die allmählich häufiger werden. Die Nahrungsmengen, die dabei verschlungen werden, steigern sich und können schließlich kaum vorstellbare Ausmaße – bis zu 10 000 Kalorien – erreichen. Nicht wenige sehen anfänglich in dem Erbrechen eine gute, sogar elegante Methode, wieder all das essen zu können, was sie sich über lange Zeit verboten haben, ohne zuzunehmen. Später aber wird das Erbrechen von den meisten als pervers und zutiefst deprimierend erlebt. Die Bulimie ist sowohl im Zusammenhang mit Magersucht als auch als eigenständige Erkrankung bekannt. Sie ist seit Anfang der 80er Jahre mit eigenen Diagnosekriterien definiert.

Wie sich Hungern, Heißhungerattacken und Erbrechen auf den Organismus auswirken

Magersucht geht mit einer Reihe körperlicher Beschwerden und Komplikationen einher, die mit der Ursache der Krankheit nichts zu tun haben. Sie sind überwiegend Folge der chronischen Mangel- und Unterernährung. Magersüchtige sind primär körperlich gesunde junge Menschen. Ein gesunder Organismus ist in der Lage, sich einer Mangelernährung lange Zeit anzupassen. Dies gelingt ihm um so besser, je langsamer sich die Gewichtsreduktion vollzieht. Der Körper stellt sich auf die verringerte Zufuhr von Energie ein und geht sozusagen auf »Sparkurs«. Zum Sparprogramm des Organismus gehören einige Maßnahmen, die biologisch sinnvoll erscheinen, aber vom medizinischen Standpunkt als Krankheitssymptome aufgefaßt werden müssen. Dazu zählen das Aufhören oder fehlendes Einsetzen der Menstruation, die Erniedrigung des Herzschlags, des Blutdrucks und ein Absinken des Blutzuckers mit allen negativen Konsequenzen.

Die medizinischen Folgen des Hungerns werden verstärkt durch andere der Gewichtsreduktion dienende Verhaltensweisen Magersüchtiger und vor allem bulimisch Kranker wie Erbrechen, Mißbrauch von Abführmitteln oder Medikamenten, die ausschwemmende Wirkung haben. Dadurch verliert der Organismus wichtige Stoffe, die für eine normale Funktion der Organsysteme lebensnotwendig sind. Ein anderes Verhalten, das den Organismus und letztlich auch das Leben gefährden kann, ist die Überbeanspruchung der Muskulatur durch exzessives Muskeltraining, etwa durch Joggen, Aerobic oder stundenlanges Radfahren, Hantelübungen, Liegestütze oder Kniebeugen.

Es gibt kaum ein Organsystem, das nicht in die Folgen der Unter- und Mangelernährung, der Überaktivität, des häufigen Erbrechens oder des Abführmittelmißbrauches einbezogen sein kann. Organische Komplikationen gehen selten mit einem entsprechenden Krankeitsgefühl einher, und das ist ein Grund für die Bedrohlichkeit von Organstörungen bei dieser Krankheit. Bedrohungen können für Magersüchtige auch dann entstehen, wenn Organkomplikationen auftreten und die zugrundeliegende Magersucht nicht erkannt oder in ihrer Wirkung falsch eingeschätzt wird. Dabei muß bedacht werden, daß Magersüchtige häufig alles tun, um ihr magersüchtiges Verhalten zu verbergen, auch vor Ärzten.

Warnsignale des Körpers, wie etwa Schwächezustände, Schwindel und Frieren, werden von Betroffenen nicht nur ignoriert, sondern möglichst mit noch härteren Maßnahmen beantwortet. So kann gefährlich lange verborgen bleiben, daß sich hinter einer gesunden Fassade bereits organische Komplikationen abspielen, deren Folgen bleibende Schäden oder auch der plötzliche Tod sein können.

Was liegt der Magersucht zugrunde?

Magersucht ist eine Krankheit, die es wahrscheinlich schon immer gegeben hat. Ende des 19. Jahrhunderts wurde sie erstmals fast zur gleichen Zeit in Frankreich und England detailliert beschrieben. Sie nimmt in der heutigen Zeit in den Industrieländern zu, nach Meinung einiger Fachleute epidemieartig, während sie in der Dritten Welt keine Rolle spielt. Die Dunkelziffer ist hoch. Präzise Angaben über die Erkrankungshäufigkeit sind nicht möglich. Schätzungen zufolge kommt ein Erkrankungsfall auf hundert bis hundertfünfzig Mädchen in der Pubertät. Zunächst waren hauptsächlich Kinder aus der Mittel- und Oberschicht betroffen, inzwischen ist es zu einer Verteilung auf alle sozialen Schichten gekommen. Obwohl die Magersucht seit mehr als hundert Jahren bekannt ist, sind die Ursachen noch immer nicht endgültig geklärt. Das gleiche gilt für die Bulimie, die es sicher schon immer gegeben hat.

Es muß, soviel ist sicher, viel zusammenkommen, damit ein Mädchen, das Schlankheitskuren macht, magersüchtig oder bulimisch wird. Ausschlaggebend sind biologische, familiendynamische und soziokulturelle Faktoren. Die Wurzeln der Erkrankung reichen bis in die frühe Kindheit, manchmal sogar bis zu den Beziehungen der Eltern zu den Großeltern zurück. Es können – müssen aber nicht – einschneidende Ereignisse hinzukommen, die als Auslöser wirken, wie z. B. der Verlust einer wichtigen Bezugsperson oder das Ende eines Lebensabschnittes mit Veränderungen vertrauter Bedingungen, wie etwa der Abschluß der Schule.

Die Familie

Die meisten Eßgestörten stammen aus äußerlich intakten und heilen Familien. Es sind Familien, in denen nichts sonderlich Dramatisches oder Außergewöhnliches passiert. Ihr Lebensstil ist geprägt von Konventionen, Pflichtbewußtsein, Leistung und Ordnung. Vernunft wird hoch bewertet, Emotionalität dagegen eher abgewertet. Die Umgangsformen sind ritualisiert, Konflikte werden selten direkt ausgetragen, vielmehr um des Familienfriedens willen lieber totgeschwiegen. Der Wert der Familie – wie auch immer der Begriff definiert sein mag – steht über allem. Demgegenüber wird die Außenwelt als etwas eher Bedrohlichs, wenn nicht gar Feindliches, gesehen. Die Eltern haben selten Freunde, denen sie sich anvertrauen. Sie kommen höchstens, wenn nötig, gesellschaftlichen Verpflichtungen nach, dagegen sind die Bindungen zu Familie und Verwandtschaft meistens eng.

Die Rollenverteilung in diesen Familien entspricht, von Ausnahmen abgesehen, den Konventionen des Mittelstandes: Der Vater sorgt als Ernährer für die finanzielle Sicherheit der Familie. Er weiß, was richtig und falsch ist, und läßt sich als Familienoberhaupt nicht gern in Frage stellen. Die Mutter investiert ihre gesamte Kraft in ihre vielfältigen Aufgaben als Hausfrau, Mutter und Erzieherin der Kinder. Zugunsten der Familie hat sie meistens auf eine eigene Berufskarriere verzichtet. Sie managt weitgehend das Familienleben und weiß nicht selten besser, was den einzelnen Familienmitgliedern guttut, als diese selbst. Unglücklichsein darf sie sich nicht zugestehen, zumal die äußeren Bedingungen für ein glückliches und zufriedenes Leben gegeben sind.

> Viele heranwachsende Töchter fürchten sich nicht zuletzt deshalb vor dem Erwachsenwerden, weil sie das Leben ihrer Mutter vor Augen haben, das geprägt ist von Pflichterfüllung, Verzicht und Aufopferung für die Familie.

Die Persönlichkeit

Auch die später an Magersucht Erkrankten sehen sich selbst in ihren Familien mit einer Reihe wichtiger Aufgaben konfrontiert. Sie erfüllen sie gewissenhaft, mit höchsten Ansprüchen an Perfektion und Leistung, auch wenn sie dabei oft überfordert sind. Sie hungern nach Anerkennung, die sie mit Liebe verwechseln. Sie spielen in ihren Familien oft schon lange vor Ausbruch der Krankheit eine wichtige Rolle. Einige sind die Vertraute der Mutter, andere die des Vaters, oder sie sind beides. Nicht wenige sehen ihre Aufgabe darin, in der Ehe der Eltern zu vermitteln. Sie fühlen sich verantwortlich für das Glück und die Zufriedenheit ihrer Eltern und die Harmonie in der Familie. Einige sind davon überzeugt, der Lebensinhalt ihrer Eltern zu sein. Sie glauben, verpflichtet zu sein, das zu erreichen, was den Eltern selbst nicht gelungen ist. Einige sind der Überzeugung, ihre Eltern nur zufriedenstellen zu können, wenn sie einmal etwas Besonders, Großartiges werden. Allen gemeinsam ist ein starkes Gefühl der Dankbarkeit für alles, was die Eltern für sie getan haben – und der Druck ist groß, sich dankbar zu erweisen.

Angesichts der vielfältigen Verpflichtungen dem Vater, der Mutter und der Familie gegenüber bleibt diesen jungen Menschen häufig wenig Raum für eine individuelle, ihrem Alter entsprechende Entwicklung und Entfaltung. Ihr Selbstwertgefühl ist gering, was sie vielfältig zu kompensieren versuchen und nicht selten hinter einer sicheren, gelegentlich sogar arroganten Fassade zu verbergen wissen.

Aus Angst vor den Unsicherheiten des Lebens klammern Magersüchtige sich zwanghaft an alle sogenannten Sicherheiten, wie Leistung, Ordnung und Pflichterfüllung. Sie passen sich den Normen und Meinungen ihrer Umgebung an und sind ständig auf der Lauer zu erfahren, was andere von ihnen erwarten, um sich dementsprechend zu verhalten. Sie hassen und verachten sich, wenn sie hinter hohen Erwartungen und Ansprüchen zurückbleiben. Nur wenige versuchen, durch besonders störendes Verhalten aufzufallen, um sich so Aufmerksamkeit und Zuwendung zu verschaffen. Fast alle träumen von einer besseren Zukunft und verpassen darüber die Gegenwart.

Die Pubertät

Erschwerend zu den familiären und individuellen Problemen kommt die Phase der Pubertät hinzu, in der jeder Heranwachsende ohnehin mit vielfältigen Schwierigkeiten wie Identitätssuche, Ablösung von den Eltern, Übernahme von Verantwortung und Aufbau von Beziehungen außerhalb der Familie zu kämpfen hat. Für all diese Aufgaben sind diese Mädchen schlecht gerüstet, und so erhöht die Pubertät für sie die Gefahr, magersüchtig zu werden.

Eßstörungen sind behandlungsbedürftige Krankheiten

Wenn man befürchtet oder sogar überzeugt ist, an einer Krankheit zu leiden, wird man in aller Regel einen Arzt aufsuchen und sich behandeln lassen. Für viele Eßgestörte trifft das nicht zu. Zum einen wird die Diagnose spät gestellt, zum anderen ist der Weg in eine Therapie selbst dann noch lang, wenn an der Diagnose kein Zweifel mehr besteht. Nach unserer Erfahrung vergehen durchschnittlich vier bis fünf Jahre, bis eine Behandlung begonnen wird.

Nicht nur Betroffene selbst, sondern auch viele Angehörige sträuben sich lange Zeit gegen eine Therapie. Die Motive sind unterschiedlich. Die Krankheit wird häufig von den Eltern, vor allem von den Vätern, als »Schlankheits-Tick« oder »Pubertätskrise« abgetan und verharmlost, in Verbindung mit der irrigen Annahme, daß sie sich irgendwann von selbst wieder in Wohlgefallen auflösen wird. Außerdem haben viele den Anspruch, das Problem Eßstörung im familiären Bereich zu lösen. Eltern lehnen häufig eine Psychotherapie ab, weil sie darin einen Ausdruck von Versagen und Schwäche sehen oder aus Angst vor Preisgabe von Familiengeheimnissen. Sie fürchten sich vor Eingriffen in ihre familiäre Intimsphäre, die womöglich mit Veränderungen und Trennungen verbunden sein könnten. Überdies ist die Abwehr psychischer Krankheiten in unserer Gesellschaft nach wie vor verbreitet. Allenfalls wird vom Hausarzt die Behandlung der Eßstörung durch Verschreibung von Stärkungsmitteln, Aufbauspritzen oder appetitanregenden Präparaten erwartet. Trotz der eher therapiefeindlichen Haltung ist das Bedürfnis in diesen Familien groß, sich reichlich mit einschlägiger Literatur einzudecken. Dagegen ist nichts einzuwenden, solange die Informationssuche nicht zum Selbstzweck entartet, d. h. zu einer Wissensanhäufung, aus der keine weiteren Konsequenzen gezogen werden, so als könne man es mit dem »Wissen« bewenden lassen.

Über lange Zeit wollen auch Magersüchtige nichts von einer Behandlung wissen. Um ihre Einstellung verstehen zu können, muß man bedenken, daß sie zunächst weit davon entfernt sind, die Magersucht als Krankheit zu erleben. Ihr Hungern bedeutet für sie vielmehr Lebensinhalt, einen täglichen, sichtbaren Beweis von Leistung, von Stärke und Macht über den eigenen Körper, aber auch über die Umwelt. Die Magersucht macht die Betroffenen, entsprechend ihrer Ideologie, zu etwas Einmaligem, Besonderem, und kompensiert scheinbar perfekt alle Mängel, unter denen sie leiden. Und selbst dann, wenn diese positiven Aspekte nicht mehr zutreffen, behalten Eßstörungen eine Alibifunktion insofern, als erwünschte Höchstleistungen derzeit aufgrund der Krankheit nicht erbracht werden können. Die Magersucht hält die Illusion und den Traum aufrecht, man werde irgendwann einmal in der Zukunft, wenn die Krankheit überwunden sein wird, ein glückliches Leben leben. Fremde Hilfe bei der Krankheitsbewältigung lehnen Eßgestörte lange ab, weil sie sich allein für ihre Krankheit verantwortlich fühlen und deshalb glauben, die Verpflichtung zu haben, allein mit ihr fertig zu werden.

Leider haben alle Versuche, das Problem Magersucht oder Bulimie in der Familie oder für sich allein zu lösen, kaum Aussicht auf Erfolg, ebensowenig einfache pädagogische und medizinische Maßnahmen.

Magersucht und Bulimie sind schwere psychische Krankheiten. Die Möglichkeit einer Gesundung ist am ehesten durch eine Psychotherapie gegeben, und zwar gemäß der Komplexität der Störung über einen ausreichend langen Zeitraum. Die Verweigerung einer notwendigen Behandlung über Jahre ist fast schon krankheitsspezifisch zu nennen. Man kann es auch so ausdrücken:

Die Magersucht und Bulimie hindern die Betroffenen daran, sich behandeln zu lassen. Verweigerung einer Therapie bedeutet aber nicht nur ein Verharren in einem kranken Zustand, mit der Gefahr der Chronifizierung psychischer und organischer Symptome, sondern auch das Verhindern eines natürlichen Entwicklungsprozesses, nämlich des Erwachsenwerdens.

Schreiben ist eine Chance zur Selbstwahrnehmung

Haben Sie schon einmal versucht, über persönliche Probleme Aufzeichnungen zu machen? Schriftliche Gedanken erfordern mehr Konzentration und eine genauere Stellungnahme als Gedanken, die kommen und gehen und sich schnell wieder verdrängen lassen, vor allem dann, wenn sie schmerzlich und schwer zu ertragen sind. Der Rat zu schriftlichen Notizen stößt bei vielen auf Abwehr, besonders bei denen, die im Schreiben über persönliche Angelegenheiten und Gefühle ungeübt sind. Eine Vielzahl von Ängsten drängt sich auf: die Angst, nicht gut genug zu schreiben, das Wesentliche nicht zu erfassen; die Angst, sich durch Schriftliches festzulegen, kritische Gedanken zu fixieren oder gar negative Gefühle gegenüber Angehörigen zu Papier zu bringen.

Zu den größten – traurigerweise berechtigten – Ängsten gehört die Furcht, daß die persönlichen Aufzeichnungen von Angehörigen – meist von den Müttern – heimlich gelesen werden. Eltern nennen viele Gründe, warum sie die Tagebücher ihrer Kinder lesen: weil man keine Geheimnisse voreinander kennt; weil man sich Sorgen macht; weil man besser verstehen und helfen möchte; weil man schließlich Bescheid wissen muß über das eigene Kind. Wie auch immer ein solches Verhalten entschuldigt wird – es bleibt ein schwerer Eingriff in die Intimsphäre eines Menschen. Das gilt auch für ein Kind, selbst wenn es das eigene ist.

Es ist von fundamentaler Bedeutung, die Persönlichkeitsrechte, die Intimsphäre des anderen auch innerhalb der Familie zu achten, denn dies könnte ein erster Schritt auf dem Weg zur Bewältigung von Magersucht sein.

Aber zunächst müssen Magersüchtige sich selbst das Recht auf eine Intimsphäre zugestehen, das Recht darauf, etwas Eigenes zu haben, etwas, was sie nicht selbstverständlich mit ihrer Mutter oder ihrem Vater teilen. Wir halten es für wichtig, darauf hinzuweisen, denn wir erleben es im Rahmen unserer therapeutischen Arbeit mit Magersüchtigen immer wieder, daß die Betroffenen sich verpflichtet fühlen, ihre Mutter oder ihren Vater minuziös über das zu unterrichten, was in der Therapie geschieht. Geheimnisse erleben sie als Verrat oder mangelndes Vertrauen denen gegenüber, die sie lieben. Jeder Mensch hat nicht nur ein Recht auf eine Intimsphäre, sondern sie ist mit ausschlaggebend für seine Individualität und seine Persönlichkeit.

Magersüchtige erklären immer wieder, nicht zu wissen, wer sie sind. Sie finden keinen Zugang zu sich selbst und befürchten, ein Nichts zu sein. Wir sind der Überzeugung, daß das Schreiben eine Chance ist, sich selbst wahrzunehmen. Es ist eine schöpferische Dimension auf dem Weg zu sich selbst und eine gute Möglichkeit, sich Problemen zu stellen und mit ihnen auseinanderzusetzen. Es gehört zu unserem therapeutischen Anliegen, unsere Patienten zur Aufzeichnung ihrer Lebens- und Krankengeschichten zu motivieren. Beginnen auch Sie ein Buch zu schreiben, nennen Sie es »Mein Leben« oder »Meine Entwicklung«, »Meine Geschichte« oder auch »Meine Magersucht und ich«. Schreiben Sie es zunächst ganz allein für sich. Ob Sie sich irgendwann einmal entschließen, die Aufzeichnungen ganz oder teilweise jemandem zu lesen zu geben, sollte Sie zunächst nicht beschäftigen.

Wir sind immer wieder überrascht und verblüfft, wie gut Magersüchtige ihren Zustand reflektieren können, wenn sie dazu angeregt werden und ihr Gewissen eine derartige Selbstbetrachtung zuläßt.

Das Schreiben kann ein therapeutisches Gespräch nicht ersetzen, vor allem dann nicht, wenn die Problematik eine so komplexe ist wie bei der Magersucht. Aber es kann einen substantiellen Beitrag zur Therapie leisten, weil es Eigeninitiative und Aktivität fördert, von Passivität und Ausgeliefertsein befreit und zu mehr Mündigkeit verhilft. Schreiben hat eine eigene therapeutische Wirkung. Sich etwas von der Seele schreiben, kann befreien und Distanz zu Problemen schaffen. Schreiben kann Therapie vorbereiten, begleiten und vertiefen.

In diesem Buch sollen Aufzeichnungen von anderen Magersüchtigen den Leser zu eigenen Gedanken anregen und ihm die Möglichkeit geben, sich mit dem einen oder anderen zu identifizieren.

Vom Sinn der Magersucht

Die Frage nach dem Warum drängt sich auf. »Warum tust du das?« sind Sie vielleicht schon oft gefragt worden – ob in Sorge, in Verzweiflung oder auch in Zorn und Wut. Wir wollen uns im folgenden mit dieser Frage auseinandersetzen und stellen unseren Überlegungen Aussagen einzelner Magersüchtiger voran:

»Magersucht ist mein Leben.«
»Ohne Magersucht bin ich ein Nichts.«
»Magersucht macht mich zu etwas Besonderem.«
»Magersucht ist mein Halt und Lebensinhalt.«
»Magersucht ist Macht und Stärke.«

Diese Aussagen mögen manchem absurd, wenn nicht gar verrückt erscheinen, angesichts einer Krankheit, die diesen jungen Menschen schweren körperlichen und seelischen Schaden zufügt. Ein derartiges Erleben von Kranksein entspricht nicht unseren »normalen« Vorstellungen. Es gehört mit zu den Rätseln der Magersucht, mit denen wir uns auseinandersetzen müssen, wenn wir dem Wesen dieser Krankheit näherkommen wollen. Ein Rätsel ist die Magersuchtsideologie nicht nur für die Umwelt, sondern zunächst auch für viele der Betroffenen. Niemand entscheidet sich eines Tages, magersüchtig zu werden, um dadurch sich selbst, seinen Lebenssinn und -inhalt zu finden. Vielmehr leben Magersüchtige meistens lange in ihrer Hungerwelt, ohne den Versuch zu unternehmen, nach dem Sinn zu fragen. Sie klammern sich blind an die Waage und unterwerfen sich immer härter werdenden Gesetzen, die besagen: Jeden Tag weniger Kalorienzufuhr und jeden Tag mehr kalorienverbrauchende Bewegung. Sie sind besessen von dem Gedanken, noch weiter abzunehmen, zumindest unter keinen Umständen zuzunehmen. Gewichtsabnahme bedeutet Stolz, Glück und Zufriedenheit; Gewichtszunahme kommt einer »Todsünde« gleich und löst Selbstvorwürfe und Panikgefühle aus. Häufig verstehen die Magersüchtigen selbst erst während eines therapeutischen Prozesses diese »Sprache«, mit der sie schon seit Jahren versuchen, sich Gehör zu verschaffen.

Magersüchtige sprechen sich aus

Die folgenden ausgewählten Texte – Gedanken von Magersüchtigen, die sie während ihrer Therapie aufgeschrieben haben – sollen vor allem den Magersüchtigen unter den Leserinnen und Lesern helfen, einen Zugang zu ihrer eigenen Ideologie und Sprache zu finden.

»Ich lebte in meiner Hungerwelt, in der andere Maßstäbe galten als für das normale Leben. Nach meiner Philosophie war das, was ich tat, in sich schlüssig. Die Magersucht gab mir Dinge, die ich im realen Leben vergeblich gesucht hatte. Durch die Waage fand ich endlich meine Selbstbestätigung; den Zeiger auf der Waage immer mehr sinken zu lassen, gab mir ein Gefühl von Stärke und Leistungsfähigkeit. Ich fühlte mich anderen Menschen gegenüber, die nicht so dünn waren wie ich und es anscheinend nötig hatten zu essen, überlegen. Ich verglich mich ständig mit ihnen und entwickelte ein ausgesprochenes Konkurrenzdenken. Eine Gewichtsabnahme verursachte Hochstimmung und ein glückliches Lebensgefühl für den Rest des Tages. Andererseits gab es für mich keine größere Niederlage als zuzunehmen. Das Gefühl des Versagens und der Schwäche und die Vorwürfe, die ich mir machte, verdarben mir den ganzen Tag. Ich kreiste mit meinen Gedanken ausschließlich um Figur und Essen und entwickelte immer feinere Strategien, mich noch mehr zu kontrollieren, meinen Hunger zu leugnen und mich für mein Versagen zu bestrafen. Die Waage bestimmte mein Leben. Mein Selbstwertgefühl hing einzig und allein von ihr ab.«

»Der wichtigste Grund meines Hungerns zielte auf die Sorge meiner Eltern. Es gibt wohl kaum Eltern, die es kalt läßt, wenn ihr Kind vor Hunger stirbt. So mußten endlich Konfrontation und Auseinandersetzung mit mir stattfinden, und zwar nicht mit meinen Noten und meiner Intelligenz wie üblich, sondern mit meinem Inneren. Ich wollte endlich akzeptiert und gesehen werden, wie ich bin. Sie sollten mein Ich, meine Person wahrnehmen, was sie bis dahin nicht getan hatten. Mein Hungern war Protest und Auflehnung dagegen, wie man mit mir umging. Ich wollte nicht mehr perfekt funktionieren, sondern ich wollte Ich sein.«

»Ich hatte meine Eltern mit meiner Magersucht total in der Hand. Sie waren gegen mein Hungern machtlos, sie versuchten mir jeden Wunsch zu erfüllen, nahmen Rücksicht auf mich, schraubten ihre Ansprüche total zurück und entschuldigten alles, was ich tat und nicht tat, mit meiner Magersucht. Das Stärkste aber für mich selbst war, daß ich mich durch meine Magersucht als etwas Bsonderes fühlte. Ich wollte auf gar keinen Fall als Durchschnittsmädchen gelten, sondern immer mehr und besser sein als alle anderen. Mir fehlte aber das Selbstbewußtsein, dies auf gesundem und normalem

Wege zu erreichen, sei es in geistiger oder in menschlicher Hinsicht. Ich hatte panische Angst, zu versagen und in der Masse unterzugehen. Meine Horrorvorstellung war, ohne Magersucht vollkommen leer dazustehen, nichts mehr zu sein, keine Entschuldigung für mein Versagen zu haben, keinen Halt mehr im Leben zu finden und so langsam im Mittelmaß zu versinken. Das konnte ich nicht ertragen, denn meine Ansprüche an mich waren grenzenlos.«

»Hungern gab mir Halt und Sicherheit. Hungern half mir, meine Angst vor dem Leben zu bewältigen, meine Angst vor dem Selbständigwerden, der Verantwortung, dem Aufgeben meines Kindseins, meine Angst vor dem Erwachsenwerden. Hungern half mir, die Rolle des hilflosen, bedauernswerten, unselbständigen Kindes aufrechtzuerhalten. Hungern war ein wichtiges Alibi für mich, viel zu krank zu sein, viel zu schwach, um die hohen Erwartungen, die meine Eltern an mich stellten, endlich selbständig zu sein und auf eigenen Füßen zu stehen, zu erfüllen. Ganz wichtig war auch das Vertraute der Magersucht. Ich kannte den genauen Ablauf, es war meine gewohnte Schiene – nichts Unvorhergesehenes konnte geschehen und mich ins Wanken bringen. Die Magersucht war mein absoluter Lebensinhalt, an dem ich mich festhalten konnte.«

Die Magersucht als Selbstwert, Lebenssinn und -inhalt, als Macht, Stärke und als Leistungsbeweis sind »Werte«, die viele Magersüchtige in der Magersucht zu finden glauben. Im Laufe der Krankheit können sich diese Werte wandeln. Oft nimmt das positive Erleben ab, und das negative wächst. Hungern aus Selbsthaß ist keine Seltenheit:

»Hauptgrund für mein Hungern war mein wahnsinniger Selbsthaß. Ich konnte mir nichts mehr zu essen gönnen, weil ich mich total wertlos fühlte. Ich meinte nicht das zu leisten, was ich hätte leisten können und sollen, und darum auch kein Recht auf Nahrung zu haben. Ich haßte mich, hungerte und zerkratzte mein Gesicht, bis ich Narben bekam. Ich haßte auch meine Eltern. Gleichzeitig empfand ich Schuldgefühle ihnen gegenüber, weil ich nicht ihren Erwartungen entsprach und nicht die Tochter war, die sie sich ersehnten und in die sie so viel investiert hatten.«

Magersucht hat viele Funktionen

Aus den Texten der Mädchen geht hervor, daß Magersucht viele Funktionen hat. Einige wurden bereits genannt, aber es gibt weitere: die Funktion des Leidens zum Beispiel. Sie kann für diejenigen Magersüchtigen bedeutsam sein, die im Leiden einen besonderen Wert sehen, denn in manchen Magersuchtsfamilien verschafft Leiden ein hohes Ansehen. Oder die Funktion des Aufschubs: Magersucht hält den Prozeß des Erwachsenwerdens auf, mit allen daraus resultierenden Konsequenzen wie Ausbildung und Berufswahl, Ablösung von den Eltern und Übernahme der Verantwortung für das eigene Leben. Die Angst vor dem Erwachsenwerden haben Magersüchtige mit vielen Jugendlichen gemeinsam, vor allem in der heutigen Zeit, in der die Möglichkeiten, etwa in bezug auf eine Ausbildung, grenzenlos erscheinen, es aber in der Realität nicht sind; außerdem beginnt der Konkurrenzkampf schon früh und nimmt immer härtere Formen an. Magersüchtige haben es aus vielerlei Gründen besonders schwer. Zum einen sehen sie die Probleme der anderen nicht, weil sie sich kaum mit Gleichaltrigen auseinandersetzen; zum anderen sind ihre Ansprüche und Erwartungen, die sie an sich und das Leben stellen, so immens, daß die Realität immer dahinter zurückbleiben muß. Sie meinen mit Eintritt in das Erwachsenenalter perfekte, sichere Menschen sein zu müssen, die eine Hürde nach der anderen mühelos nehmen, die keine Ängste und Entscheidungsschwierigkeiten kennen, die immer wissen, was richtig und falsch ist, die sich als Elite von der Masse absetzen.

Magersucht kann auch ein Alibi in bezug auf Leistung sein, entweder in dem Sinn, daß der Wert einer erbrachten Leistung durch die Magersucht steigt, oder aber, daß eine nicht erbrachte Leistung mit der Magersucht entschuldigt wird. Eine weitere Alibifunktion kann die Magersucht für »Unglücklichsein« haben. Magersüchtige sind der Ansicht, aufgrund ihrer Familien und der Chancen, die sie haben, glückliche Menschen sein zu müssen. Ihr »Nicht-Glücklichsein« entschuldigen und rechtfertigen sie mit der Magersucht.

Eine andere wichtige Funktion der Magersucht ist die Suche nach Unabhängigkeit. Einige Magersüchtige glauben, sich durch die Krankheit von menschlichen Beziehungen unabhängig zu machen. Andere möchten mit der Magersucht das Bild des idealen Kindes zerstören, dem sie nicht mehr entsprechen wollen oder können. Diese oder ähnliche Funktionen der Magersucht sind keineswegs durchgängig. Sie können wechseln und vielfältig kombiniert sein.

Selbst dann, wenn die Krankheit fast nur noch Qual bedeutet, halten viele weiter an ihr fest, mit der traurigen Begründung, daß das Leben mit der Magersucht, so schrecklich es auch sein mag, wenigstens vertraut ist. Sie finden sich darin zurecht, nicht aber im realen Leben, das ihnen fremd und darum bedrohlich ist.

»Ich haßte mein Aussehen, mich und mein Leben, vor allem aber auch die Erkenntnis, mir so viel verbaut zu haben über all die Jahre, in denen ich mit der Magersucht gelebt hatte. Ich wußte eigentlich schon gar nicht mehr, was das heißt: leben. Dennoch schreckte ich zurück bei dem Gedanken, die Krankheit aufzugeben. Mich durchfuhr eine riesige Angst, ohne Magersucht vor einem Nichts zu stehen. Essen und Hungern, das war mein einziger Lebensinhalt. Was sollte ich tun, von morgens bis abends, wenn ich mich nicht mehr mit Essen auseinandersetzen konnte? Hungern war das, was mich stark und eigenwillig machte. Nur durch Hungern konnte ich mich durchsetzen, abgrenzen und ausdrücken. Nur über Hungern kam ich mit Gefühlen in Berührung, wie Ekel vor vielen Speisen, Völlegefühl und schlechtem Gewissen nach dem Essen, oder einem Gefühl der angenehmen Leere, der Verminderung von Schuldgefühlen und der Stärke, wenn ich nicht wie andere dem Essen verfallen war. Meine Magersuchtswelt war mir vertraut, nicht aber das reale Leben.«

Andere können und wollen einfach nicht begreifen, daß die Magersucht ein Betrug, ein Irrtum ist, von dem sie sich haben blenden lassen. Sie klammern sich weiterhin verzweifelt an das, was die Krankheit ihnen einmal versprochen hat und drängen aufkommende Zweifel immer wieder erfolgreich zurück.

»Selbst, als ich mich schon grauenhaft häßlich fand, sogar normales Sitzen durch die vorstehenden Knochen Schmerzen verursachte, wollte ich weiter abnehmen. Es durfte einfach nicht wahr sein, daß ich mich so getäuscht hatte. Ich wollte von dieser Krankheit alles haben, sie sollte sogar Ersatz sein für Liebe, Geborgenheit, Zärtlichkeit und Wärme.«

»Ich gab die Magersucht nicht auf, obwohl sie mir nichts mehr brachte, obwohl ich nur noch unter ihr litt: den Zwängen und Ängsten, dem Aufwand, den irrsinnigen Anstrengungen, die sie mit sich brachte. Ich betrog mich weiter und hielt eisern an der sogenannten Stärke, der Sicherheit, dem Lebenssinn und -inhalt fest. Ich konnte die Schmerzen über den Verlust all der Jahre, die ich mit dieser Krankheit verbracht hatte, nicht ertragen. Ich hätte zugeben müssen, daß ich im Vergleich zu Gleichaltrigen noch gar nicht gelebt hatte.«

Magersucht hat viele Funktionen. Sie erfüllt Sehnsüchte, Wünsche und Bedürfnisse, sie kompensiert Unsicherheiten, Ängste, Defizite und löst Probleme – so wenigstens meinen Magersüchtige. Sie glauben, endlich den perfekten Weg für ihre Lebensbewältigung gefunden zu haben.

Noch vor wenigen Jahren gab es Magersüchtige, die sogar der Überzeugung waren, sie allein hätten die Magersucht für sich erfunden. Entsprechend groß waren ihr Stolz und ihr Bedürfnis, die Krankheit zu hüten wie einen geheimen Schatz. Inzwischen wird in den öffentlichen Medien so viel über Magersucht berichtet, daß diese Überzeugung nur noch selten anzutreffen ist. Heute geht es eher um Konkurrenz, nämlich darum: Wer ist die »beste« Magersüchtige, d. h., wer hat das niedrigste Gewicht? Die meisten kennen in ihrem Umkreis, in der Schule, an der Universität, an ihrem Arbeitsplatz andere. Sie spüren einander seismographisch auf, und nicht selten beobachten sie gespannt, manchmal auch argwöhnisch aus der Ferne, wer wohl das »Rennen« macht. Eine makabre, eine traurige Konkurrenz, wenn man bedenkt, daß es darum geht, wer sich am schnellsten und am perfektesten zugrunde richtet. Rivalität ist häufig die einzige Form von Beziehung zu anderen Menschen, die geblieben ist, während sich ansonsten das Leben in der Isolation, im Kreisen um sich selbst abspielt.

Es ist Aufgabe der therapeutischen Arbeit, zu klären, welche Funktionen die Magersucht für das Individuum erfüllt. Was auch immer dabei herauskommt, Tatsache bleibt:
Magersucht ist ein Irrweg, ein Weg, der ins Verderben und nicht zu dem führt, was die Kranken sich wünschen. Magersucht täuscht, blendet und macht blind. Sie gaukelt etwas vor.

Zwar verschafft sie zunächst Bewunderung in unserer Zeit, in der Abnehmen eines der erstrebenswertesten Ziele ist, aber nicht auf Dauer. Zwar bringt sie Zuwendung, doch basierend auf Mitleid und Sorge ist es nicht die Zuwendung, die Magersüchtige sich ersehnen. Hungern mag zunächst Leistung sein, doch nur bis zu einer bestimmten Grenze, denn eine Leistung, die schwächt und zerstört, kann nicht positiv und kreativ sein. Langfristig wird auch die geistige Kapazität beeinflußt, die zunächst bei fast allen Magersüchtigen eher zunimmt. Aber auch hier trügt der Schein, denn die gute Leistung kann selbstverständlich nicht dauerhaft aufrechterhalten werden. Niemand vermag über einen längeren Zeitraum ohne Energiezufuhr auf Hochtouren zu laufen. Es ist somit eine Frage der Zeit, bis anfänglich ausgezeichnete Leistungen schließlich bis unter das Mittelmaß absinken. Ein ebenso schwerwiegender Irrtum ist es anzunehmen, Magersucht führe zur eigenen Identität, zu Autonomie, Macht und Stärke. Letztendlich macht sie abhängig, ohnmächtig, schwach und hilflos und verstärkt das ohnehin alles beherrschende Gefühl von Ohnmacht und Unfähigkeit, das eigene Leben zu gestalten. Ebensowenig kann Magersucht Leben und Lebensinhalt geben. Sie ist nicht vital, sondern endet in Erstarrung und Zwängen, sie zerstört und tötet. Sie kann Freunde und Liebe nicht ersetzen. Sie macht leer und einsam und läßt die Kluft zu den Gleichaltrigen immer größer werden.

Wir haben den Wunsch, Betroffene und Angehörige zu sensibilisieren für die individuelle Botschaft, die sich hinter der Magersucht verbirgt.

Wie wir diese Krankheit verstehen

Die Magersucht beginnt meistens in einer Zeit der Veränderung, in der die Betroffenen mit neuen Erfahrungen konfrontiert werden, in der Vertrautes zurückgelassen und neue, angstbesetzte Probleme bewältigt werden müssen.

Die Zeit der Pubertät, mit allen einschneidenden Veränderungen für Geist, Seele und nicht zuletzt für den Körper, ist das Haupterkrankungsalter. Der Beginn eines neuen Lebensabschnittes nach Schulabschluß kann schwere Irritationen auslösen, weil er eine Fülle von vielleicht erstmals eigenverantwortlichen Entscheidungen erfordert. Ebenso kann der Verlust oder der drohende Verlust einer Bezugsperson, z. B. durch Tod oder Scheidung, Auslöser für die Erkrankung sein. Ob nun die Pubertät, der Anfang eines neuen Lebensabschnittes, der Verlust einer Bezugsperson oder andere wichtige Ereignisse ausschlaggebend sind, wichtig bleibt, daß junge Menschen sich Veränderungen ausgesetzt sehen, denen sie nicht gewachsen sind und die sie mit Hilfe der Magersucht lösen wollen. Einige versuchen ganz einfach, dem Erwachsenwerden zu entgehen, und bedienen sich – selbstverständlich unbewußt – der Magersucht als Aufschub. Sie halten ihre Entwicklung auf, verharren als Kranke und Abhängige in ihrer vertrauten Kinderrolle und entziehen sich somit den Aufgaben und Entscheidungen, die das Erwachsenwerden ausmachen. Andere befürchten, als Erwachsene von ihren Eltern nicht mehr geliebt zu werden oder in Vergessenheit zu geraten, wenn sie das Elternhaus verlassen.

Viele versuchen zunächst, den Unsicherheiten und Ängsten zu begegnen und sie mit Hilfe anerkannter Verhaltensweisen in den Griff zu bekommen. Sie halten sich an das, was ihnen ihre Eltern als gut und richtig beigebracht haben. Sie bemühen sich, von morgens bis abends möglichst nur Sinnvolles zu tun und versuchen ihre Leistungen in der Schule und an der Universität zu steigern. In der Magersucht erkennen sie eine zusätzliche Chance, Anerkennung zu finden. Hungern-Können wird als Leistung bewertet, mit der sie außerdem beweisen, daß sie ihre Triebe unter Kontrolle haben. Magersüchtige hungern grenzenlos nach jeder Art von Bewunderung und Anerkennung, um ihre Minderwertigkeitsgefühle und ihre Unsicherheit zu kompensieren und damit ihr Selbstwertgefühl zu steigern. Sicher ist eine Wurzel der Magersucht, daß die Betroffenen sich zutiefst wertlos, ohnmächtig und ausgeliefert fühlen – einige schon ein Leben lang, ohne daß die Eltern das jemals gespürt oder auch nur geahnt hätten, andere erst jetzt, in der Konfrontation mit dem Erwachsenwerden. Die Magersucht bietet sich nicht nur an, um das Selbstwertgefühl zu steigern, sondern öffnet scheinbar sogar den Weg zu etwas Besonderem, Einzigartigem, zu etwas, das hervorhebt aus der Masse des Normalen und Durchschnittlichen.

Bedenkt man all das, wird die Behauptung, Magersucht bestünde aus Untergewicht und Eßstörungen, immer fragwürdiger, ebenso das »Patentrezept«, Magersüchtige müßten und sollten nur wieder normal essen und zunehmen, damit der Spuk beendet sei.

Unser Krankheitsverständnis stützt sich im wesentlichen darauf, was uns unsere Patientinnen über ihr Kranksein vermittelt haben. Die Einsicht, daß Magersucht zumindest über lange Zeit für die Magersüchtigen Kraft und Stärke bedeutet, den sichtbaren Beweis für Leistung und Selbstüberwindung liefert und somit als etwas Elitäres erscheint, paßt wenig zu dem üblichen Krankheitsbegriff. Krankheit im medizinischen Sinne schließt nur ausnahmsweise positive Aspekte mit ein. Für Magersüchtige ist nicht nur die Bilanz gut, ihre Krankheit eröffnet ihnen auch Möglichkeiten und Bereiche, die ihnen als Gesunde offenbar nicht zugänglich waren. In der Magersucht werden alle Probleme dieser Welt auf das Gewicht reduziert; die Auseinandersetzung mit der Umwelt spielt sich gleichsam im eigenen Körper ab, und solange der Hunger bezwungen und der Nahrungstrieb beherrscht wird, glauben diese jungen Menschen auch alle anderen Probleme im Griff zu haben. Daher ist es gut zu verstehen, daß Magersüchtige kaum ein Krankheitsgefühl kennen und sich hartnäckig wehren, wenn man ihnen dieses scheinbar erfolgreiche Lebensrezept nehmen will. Nach unserer Überzeugung kann man Magersucht nur dann begreifen, wenn man die Gewinnseite dieser Krankheit erkennt und akzeptiert.

Magersucht ist oft das einzige, was den Magersüchtigen innerhalb ihrer Familie an Individualität bleibt, ist die Sprache, in der sie sich artikulieren können und wahrgenommen werden, ist das Mittel mit dem sie sich abzugrenzen und durchzusetzen wissen.

In Anbetracht der Fülle von Problemen, Schwierigkeiten und Störungen im emotionalen Bereich, im zwischenmenschlichen Kontakt, kann die eigentliche Eßstörung wie ein unwesentliches Begleitsymptom in den Hintergrund treten.

Nach unserem Krankheitsverständnis geht es nicht um eine Normalisierung des Körpergewichts, sondern darum, daß ein junger Mensch, im Idealfall auch seine Familie, nach Überwindung der Magersucht besser mit dem Leben zurecht kommt als zuvor.

Deshalb ist es nicht von Bedeutung, ob eine Patientin eine reine oder eine mit Heißhungerattacken und Erbrechen kombinierte Magersucht hat. Es ist auch leicht einsehbar, daß das Erreichen eines bestimmten Gewichts als Ziel einer Behandlung wenig Sinn macht, wenn die zugrundeliegenden Probleme nicht bearbeitet werden.

Überdenken Sie Ihre Magersuchtsideologie

Wir haben in diesem Kapitel versucht, unsere Überzeugung darzulegen, daß Magersucht für die Magersüchtigen eine wichtige, manchmal lebensnotwendige Funktion erfüllt. Wir können Magersucht als eine Art Sprache bezeichnen, als Botschaft, die an jemanden gerichtet ist. Wir möchten Sie anleiten, sich Gedanken zu machen, welche Bedeutung Ihre Magersucht für Sie selbst haben könnte. Ein möglicher Einstieg wäre, wenn Sie eine Liste mit Vorteilen Ihrer Magersucht auf der einen und Nachteilen auf der anderen Seite erstellen, um dann in einem zweiten Schritt die einzelnen Punkte zu vertiefen. Oder Sie können folgende Themen bearbeiten:

Was bringt mir die Magersucht?
Magersucht und ihr Sinn
Meine Magersucht und ihre Motive
Die Botschaft meiner Magersucht

Wir nennen einige Beispiele für mögliche Funktionen. Natürlich können mehrere dieser Funktionen zugleich auftreten und im Verlauf der Krankheit auch wieder verschwinden bzw. durch andere abgelöst werden.

Magersucht

als *Schönheitsideal*
als *Leistungsbeweis*
als *Kontrollmaßnahme*
als *Alibi für fehlende Leistung*
als *Alibi für Unglücklichsein*

als *Ausdruck des Besonderen, Einmaligen*
als *Macht und Stärke*
als *Ausdruck von Opposition*
als *Möglichkeit, sich von der Familie abzugrenzen*
als *Lebenssinn und -inhalt*
als *Flucht vor der realen Welt*
als *Ausdruck von Leiden*
als *Möglichkeit, sich zu zerstören*
als *etwas Vertrautes*
als *Suche nach Zuwendung und Liebe*
als *Schutz vor dem Erwachsenwerden*
als *Schutz vor Weiblichkeit*
als *Schutz vor Sexualität*
als *Möglichkeit, sich wahrzunehmen*
als *ein Weg, die innere Leere auszufüllen*
als *Unabhängigkeitsbeweis*
als *Ersatz für Freunde und Liebe . . .*

Auf folgende Fragen eine Antwort zu finden, könnte Ihnen helfen, ein wenig hinter Ihre eigene Fassade zu schauen:

Warum muß ich immer etwas Besonderes sein?
Warum will ich Höchstleistungen erbringen?
Warum überfordere ich mich ständig?
Warum gibt mir das Hungern Struktur und Halt?
Warum lege ich auf zwanghafte Ordnung Wert?
Warum klammere ich mich so extrem an Leistung, Regeln und Gesetze?
Warum darf ich keine Schwächen zeigen?
Warum setze ich mich nicht auf andere Art und Weise mit meiner Familie auseinander?
Warum spiele ich ständig Rollen?
Warum will ich von allen geliebt werden?
Warum will ich es verhindern, erwachsen zu werden?
Warum zerstöre ich mich selbst?

Die Bearbeitung der vielfältigen Probleme ist Sache der Therapie. Die Beschäftigung mit den Funktionen der Magersucht und den sich daraus ergebenden Fragen kann aber zumindest eines verdeutlichen:

Magersucht hat nichts mehr mit dem anfänglichen Ziel zu tun, abzunehmen, um eine bessere Figur zu bekommen und damit dem gängigen Schlankheitsideal zu entsprechen.

Diese Erkenntnis ist eine entscheidende Voraussetzung für die Bewältigung der Magersucht. Dies gilt nicht nur für die Betroffenen selbst, sondern mindestens ebenso für ihre Angehörigen.

Versuchen Sie, sich in Ihre Tochter hineinzuversetzen

Wir wenden uns am Ende dieses Kapitels noch einmal besonders an Sie, weil wir wissen, daß Eltern oft gefährlich lange davon überzeugt sind, das Problem Magersucht bestünde lediglich in einem fanatischen »Hunger-Tick« und lasse sich ganz einfach durch Rückkehr zu einem normalen Eßverhalten wieder aus der Welt schaffen. Dieser Irrtum kann zu einem schwerwiegenden Hindernis bei der Krankheitsbewältigung werden. Nach dem bisher Gesagten ist Ihnen vielleicht klar geworden, daß sich Ihre Tochter – falls Sie diesem Irrtum erlegen sind – zutiefst unverstanden fühlen muß.

Jede ernsthafte Auseinandersetzung mit der Magersucht muß von der Tatsache ausgehen, daß fanatisches Hungern mit entsprechendem Untergewicht oder auch Heißhungerattacken und Erbrechen nichts als äußere Erscheinungsbilder dieser Erkrankung sind. Sie sind das Sichtbarwerden einer schweren inneren Not; sie sind die Ausdrucksform einer Vielzahl psychischer Probleme. Wir wissen, daß nicht wenige Eltern – vielleicht auch Sie – bei diesen Aussagen aus tiefer Überzeugung glauben, daß hier von anderen Menschen die Rede sein muß als von ihrer Tochter. Zugegebenermaßen liegen die Probleme nicht auf der Hand, sondern sie verbergen sich fast immer hinter einer blendenden Fassade. Magersüchtige, die schon vor der Magersucht schwierig waren, zählen eher zu den Ausnahmen. Einige wenige hatten unmittelbar vor Ausbruch der Erkrankung eine kritische Phase, in der sie kurzfristig den Familienfrieden durch ihr unangepaßtes Verhalten störten, aber das ist nicht die Regel. Magersüchtige haben vielmehr aufgrund ihrer besonderen Eigenschaften und ihrer Fähigkeiten eine Sonderstellung in der Familie und auch in der Schule inne. Sie sind das vorzeigbare Werk ihrer Mütter, der Stolz der Väter, ein Vorbild für Geschwister und wegen ihres Wohlverhaltens und ihrer Leistungen geschätzte Musterschüler ihrer Lehrer.

Was trifft davon auf Ihre Tochter zu?

Durch die Unterstellung psychischer Ursachen fühlen sich einige Mütter gekränkt und bloßgestellt, weil sie glauben, in der Erziehung versagt zu haben. Väter wehren die Magersucht nicht selten als indiskutable Spinnerei ab, weil für sie eine ernsthafte psychische Erkrankung in einer intakten Familie zu dem Absurdesten zählt, was man sich vorstellen kann.

Denken Sie auch so?

Psychische Schäden bei Kindern aus geschiedenen Ehen oder einem verwahrlosten Milieu mögen einleuchten, nicht aber bei Kindern aus intakten Familien, denen alles geboten wird, was man sich nur vorstellen kann. Viele Mütter versuchen der Problematik zunächst mit einer Fülle guter Ratschläge zu begegnen, bis sie ihre Hilflosigkeit erkennen müssen.

Wie verhalten Sie sich?

Manche Väter meinen, mit erzieherischen Maßnahmen erfolgreich zu sein, oder sie ziehen sich resigniert und depressiv zurück und überlassen ihrer Frau das weitere Vorgehen.

Wie auch immer Ihre Reaktion aussehen mag, solange auch Sie sich an Gewicht und Eßstörung klammern, tragen Sie nicht zum Verständnis und zur Krankheitsbewältigung bei, ganz im Gegenteil. Wir möchten darum auch Sie auffordern, die möglichen Funktionen der Magersucht zu überdenken. Natürlich werden nicht alle auf Ihre Tochter zutreffen, aber vielleicht doch die eine oder andere. Verschließen Sie sich nicht dem Verständnis, das Voraussetzung ist für eine gemeinsame Arbeit im Sinne der Krankheitsbewältigung. Wir möchten Ihnen empfehlen, sich ganz in Ruhe einmal Gedanken darüber zu machen, was von dem bisher Gesagten für Ihre Tochter und Ihre Familie zutreffen könnte. Wenn es Ihnen gelingen sollte, sich darüber mit Ihrer Frau beziehungsweise Ihrem Mann auszutauschen, so wäre das wesentlich hilfreicher als sich gegenseitig die Schuld zuzuweisen.

Symptome von Magersucht und Bulimie

So verhalten sich Magersüchtige

Hungern Es ist nichts Außergewöhnliches, wenn ein junges Mädchen eines Tages den Entschluß faßt abzunehmen. Eher scheint es heutzutage ungewöhnlich zu sein, wenn eine junge Frau mit ihrer Figur zufrieden ist und noch keine Fastenkur gemacht hat. Motiv zum Abnehmen ist fast immer der Wunsch, dem heutigen Schönheitsideal näher zu kommen. Manche sind bereits zu Diätexperten geworden, in dem sie jahraus, jahrein im Wechsel abnehmen und wieder zunehmen und immer aufs neue versuchen, die gewünschte Idealfigur zu erreichen. Das Ausgangsgewicht kann über der Norm, im Normbereich, aber auch darunter liegen; entsprechend wird eine unterschiedliche Gewichtsabnahme angestrebt, die – von Ausnahmen abgesehen – zwischen 1 und 5 Kilogramm schwankt.

Spätestens nach Erreichen des gewünschten Gewichtes kehren die meisten zu ihrem gewohnten Eßverhalten zurück, zumindest werden Diätvorschriften und Nahrungseinschränkungen wieder gelockert. Die später an Magersucht Erkrankten jedoch hungern weiter. Sie zeichnen sich durch Energie und eisernes Durchhaltevermögen aus. Immer wieder definieren sie für sich ein neues, niedrigeres Gewicht, erreichen dieses und hören dennoch mit dem Hungern nicht auf – ganz im Gegenteil. Ihr Stolz auf die erbrachte Leistung, die Tatsache, daß sie besser hungern können als die anderen, sowie die Bewunderung und auch der Neid der Umwelt spornen sie dazu an, weiterzumachen, wenn möglich mit einem noch härteren und noch rigideren Reglement. Die Grenze zwischen der harmlosen Gewichtsabnahme, aus dem Wunsch heraus, dadurch schlanker und attraktiver zu werden, und der Magersucht ist überschritten.

Bei einigen läßt sich der Krankheitsbeginn genau bestimmen, bei anderen nicht. Das Untergewicht, das schließlich erreicht wird, ist individuell verschieden; es schwankt zwischen 85 und 45 Prozent des Idealgewichtes. Eines Tages hat sich die Gewichtsabnahme verselbständigt und ist zur Leistung geworden. Die anfänglichen Ziele und Motive, wie Schlankheit, Schönheit, Attraktivität, liegen weit zurück. Inzwischen haben sich viele auch ihre Muskulatur regelrecht »weggehungert«. Sie nehmen ihr längst unästhetisch gewordenes Aussehen aber nicht wahr, sie wollen vielmehr immer noch weiter abnehmen, wollen »die Dünnste« sein – was immer das heißen mag. Manche möchten ein erzieltes Niedriggewicht halten. Sie glauben aber häufig, diesen Vorsatz nur durch eine weitere Gewichtsabnahme einhalten zu können. Eine »Negativreserve« soll sicherstellen, daß das Gewicht unter allen Umständen gehalten werden kann. Diese Negativreserve nimmt bei nicht wenigen ebenso groteske Ausmaße an wie eine Gewichtsabnahme, die nach unten nicht fixiert ist.

Die Hungerpraktiken sind unterschiedlich. Während sich die einen an Diätvorschläge halten, die im Übermaß angeboten werden, versuchen es die anderen in Eigenregie. Einige essen insgesamt weniger, andere lassen Mahlzeiten ausfallen und ersetzen sie durch Obst, vor allem am Abend. Nicht wenige reduzieren zunächst kohlenhydrat- und fettreiche Nahrungsmittel, um sie später ganz zu streichen. Dann werden mehr und mehr Eßwaren tabuisiert und verboten. Übrig bleibt schließlich eine kalorienarme Kost: magere Eiweißprodukte, Obst, Salat und Gemüse. Beliebt ist es, Unmassen von Flüssigkeit zu trinken, z. B. Mineralwasser oder auch heißen, mit Süßstoff gesüßten Tee und Kaffee.

Fast alle Magersüchtigen entwickeln im Laufe der Zeit Essensrituale. Sie haben bestimmte Nahrungsmittel, die sie auf eine immer gleiche Art und Weise zubereiten und täglich zur selben Zeit und in derselben Reihenfolge zu sich nehmen. Das Erprobte und Bewährte garantiert ihnen die absolute Kontrolle über ihre Gewichtsbewegung. Für die meisten ist es unvorstellbar geworden, von Fremden zubereitete Speisen zu essen und damit die Kontrolle aufzugeben. Einige versuchen, den Folgen einer Mangelernährung mit sogenannten »Gesundheitsmahlzeiten«, die sie ab und zu einschieben, zu begegnen; die Mahlzeiten werden meist mit Vitaminen und Eiweiß angereichert. Auch das Eßverhalten der Magersüchtigen ist auffällig. Beliebt sind das Löffeln von Flüssigkeiten, Essen mit Stäbchen, extrem langsames Essen, unsinnig langes Kauen, endloses Mischen und Zerkleinern der Nahrung.

Eine wichtige Funktion des Hungerns ist, neben der gewünschten Gewichtsabnahme, das Erbringen einer Leistung, die zunächst auch Anerkennung findet. Bei nicht wenigen Magersüchtigen fallen, entweder von Anfang an oder erst im Laufe der Krankheitsentwicklung, weitere Verhaltensweisen auf, die ähnliche Funktionen erfüllen. Sie strengen sich nicht nur an, um ihre Hungerleistung ständig zu steigern, sondern ebenso ihre Leistungen in der Schule, an der Universität oder am Arbeitsplatz. Diese Leistungen sind, ebenso wie das Hungern, nachweisbar, meßbar und vorzeigbar. Ein geringer Prozentsatz entwickelt Zwänge, wobei Putzzwänge im Vordergrund stehen. Auch hier wird eine sichtbare Leistung erbracht. Da der Zwang zur stetigen Steigerung bestehen bleibt, haben die Magersüchtigen irgendwann keine freie Minute mehr zur Verfügung, um sich mit etwas anderem zu beschäftigen. Sie leben vollkommen isoliert in ihrer Hungerwelt. Sie hetzen durch den Tag vom frühen Morgen bis zum späten Abend, bemüht, nur Sinnvolles zu tun und ihren immer höheren Leistungsansprüchen gerecht zu werden.

Kalorienverbrauch Eine Gewichtsregulation wird durch Energiezufuhr und Energieabbau erreicht. Magersüchtige verstärken ihre angestrebte Gewichtsabnahme, außer durch Reduktion ihrer Kalorienzufuhr, häufig durch Steigerung eines kalorienverbrauchenden Körpertrainings. Die einen gehen von Anfang an zweigleisig vor, die anderen erst im Laufe ihrer Krankheitsentwicklung, manche dann, wenn sie zu Hause oder im Zusammenhang mit einer Therapie zu einer Erhöhung ihrer Kalorienzufuhr gezwungen werden.

Auf dem Weg, die Gewichtsabnahme durch Energieverbrauch zu beschleunigen, intensivieren die meisten zunächst ihre bereits praktizierten sportlichen Aktivitäten wie Joggen, Radfahren, Aerobic, Gymnastik, Ballett, Schwimmen bis hin zum Hochleistungssport. Viele entwickeln aber auch erst im Rahmen der Magersucht ein sportliches Interesse, das sie zuvor nicht hatten.

Besonders attraktiv ist es, mehr Kalorien zu verbrauchen als zuzuführen, also eine sogenannte Minusbilanz zu erzielen. Einige reduzieren drastisch ihren Schlaf, benutzen weder Fahrstühle noch Rolltreppen und üben normalerweise sitzende Tätigkeiten wie Lesen, Lernen, Handarbeiten, Fernsehen im Stehen aus.

Alles, was Magersüchtige beginnen, mutet zunächst vernünftig, gesund und erstrebenswert an und findet Anerkennung in ihrer Umwelt, so auch ihre sportlichen Aktivitäten. Wer wollte auch Negatives darin sehen, wenn ein junger Mensch sich um einen gut durchtrainierten Körper bemüht. Wieder sind die Übergänge fließend, und wieder läßt sich der Zeitpunkt nicht festmachen, an dem etwas anfänglich Gesundheitsförderndes langsam in Gesundheitsschädigung und schließlich in Selbstzerstörung übergeht. Das Krankhafte wird offensichtlich, wenn trotz schweren Untergewichts der Tag weitgehend ausgefüllt wird mit sportlichen Übungen; wenn Magersüchtige trotz Muskelschwund darauf beharren, sich extrem zu fordern; wenn aus Fanatismus das Leistungsvermögen des Körpers bis an seine äußersten Grenzen ausgelotet wird; wenn Schwindel, Schwäche, Frieren und andere negative Anzeichen nicht als Warnsignale des Körpers verstanden, sondern ignoriert werden und sogar zu einer weiteren Steigerung des Trainings motivieren. Ratschläge oder Kritik von Angehörigen lösen meistens Opposition aus und setzen den Teufelskreis erneut in Gang.

Versuchen Sie sich Ihre Mündigkeit zu bewahren und prüfen Sie selbst Ihre sportlichen Aktivitäten nach Maßgabe Ihres körperlichen Zustandes und Befindens.

Folgende Fragen können Ihnen dabei behilflich sein:

Wieviel wiegen Sie?
Wie viele Kalorien führen Sie täglich zu?
Welchen Sport üben Sie aus?
Wie viele Stunden am Tag sind Sie auf den Beinen?
Wie oft und wie lange entspannen Sie sich?
Wie viele Stunden schlafen Sie nachts?
Wie ist Ihr Befinden?
Welche Störungen beobachten Sie an sich?
Glauben Sie, daß Ihr Verhalten gesundheitsfördernd oder eher gesundheitsschädlich ist?

Kontrollmaßnahmen Kalorientabellen, Küchen- oder Briefwaage, Taschenrechner, Zentimetermaß und Körperwaage sind wichtige Hilfsmittel für Magersüchtige auf ihrem Weg zur Gewichtsabnahme. Die meisten besitzen nicht nur eine, sondern mehrere Kalorientabellen, obwohl sie die Kalorienzahlen der Nahrungsmittel, die sie verwenden, ohnehin längst in- und auswendig kennen. Zusätzlich vergleichen sie die Kalorienangaben auf den Lebensmitteln und verwenden viel Zeit darauf, herauszufinden, welcher Yoghurt oder welches Knäckebrot die niedrigste Kalorienzahl aufweist.

Eine Küchen- oder Briefwaage ist für viele unerläßlich. Die Nahrungsmenge wird exakt abgewogen, und mit Hilfe eines Taschenrechners wird die Kalorienzahl bestimmt und schriftlich fixiert. Die meisten Magersüchtigen können zu jeder Tageszeit angeben, wie viele Kalorien sie schon zu sich genommen haben und wie hoch die Kalorienmenge ist, die sie im Verlauf des Tages noch zuführen dürfen. Nichts wird dem Zufall überlassen; die Kontrollmaßnahmen sind geprägt von Zwanghaftigkeit, wie fast alle Methoden, die Magersüchtige anwenden. Es besteht die Tendenz, um der Sicherheit willen eine Reserve einzubauen; so wird lieber eine zu hohe als eine zu niedrige Kalorienzahl zugrunde gelegt.

Die wichtigste Kontrollinstanz ist die Körperwaage. Sie löst am Morgen, bei einigen auch mehrmals am Tag – je nachdem – Freude oder Entsetzen, Stolz oder Verzweiflung aus. Es gibt Magersüchtige, die sich zu Experten für Körperwaagen entwickelt haben; sie wissen genau über die Vor- und Nachteile der auf dem Markt befindlichen Waagen Bescheid. Viele scheuen keine Ausgaben, um die neueste Elektronikwaage zu erstehen, wenn sie nur absolute Exaktheit verspricht. Dennoch halten es einige für angebracht, von vornherein anzunehmen, daß sie in Wirklichkeit zwei Kilogramm mehr wiegen als die Waage anzeigt.

Wie oft wiegen Sie sich am Tag?
Trauen oder mißtrauen Sie Ihrer Waage?
Beeinflußt der Zeiger an der Waage Ihre Stimmung?

Das Abtasten des Bauches wird bei einigen Magersüchtigen zur zwanghaften Handlung. Abmessen der Körperteile mit einem Zentimetermaß spielt eine untergeordnete Rolle. Gemessen werden vor allem der Umfang des Halses, der Taille, der Brüste, der Unter- und Oberarme, der Unter- und Oberschenkel.

Täuschungen Den meisten Magersüchtigen liegt sehr daran, allein zu essen und gemeinsame Mahlzeiten mit der Familie, wenn irgend möglich, zu vermeiden. Nur wenige genießen es, am Tisch der Familie zu sitzen und verächtlich denen zuzuschauen, die ihrer Ansicht nach unkontrolliert und gierig das Essen verschlingen und entsprechend unästhetisch fett sind, während sie selbst die Nahrung verweigern. Die meisten meiden den Familientisch, um dem lästigen Drängen der Eltern, mehr zu essen, zu entgehen. Sie behaupten, in der Mensa, der Caféteria, der Kantine, bei Freunden oder irgendwo unterwegs schon gegessen zu haben, was selbstverständlich nicht den Tatsachen entspricht.

Wann haben Sie zuletzt mit Ihren Angehörigen gegessen?
Wie gelingt es Ihnen, den Familientisch zu meiden?
Welche Ausreden werden von Ihren Eltern akzeptiert?

Nicht wenige Magersüchtige sind im Verlauf ihrer Krankheit zu Alleinherrschern in der Küche geworden und haben ihre Mutter daraus vertrieben. Die meisten helfen aber wenigstens bei der Zubereitung der Mahlzeiten mit. Ihnen liegt vor allem daran, den Kaloriengehalt der Speisen, die auf den Tisch kommen, zu steuern. In nicht wenigen Familien bestimmt die Magersüchtige den Kohlenhydrat- und Fettverbrauch. Manche Familien richten sich in ihrer Ernährung nach den Vorstellungen der Magersüchtigen. Gelingt es nicht, die gesamte Familie zu beherrschen – glücklicherweise revoltieren gelegentlich die Geschwister –, so weiß die Magersüchtige geschickt zu bestimmen, wie viele Kalorien sie selbst und wie viele die anderen sich zuführen. Während sie nicht selten das Essen der Angehörigen zusätzlich mit Fett und Kohlenhydraten anreichert, wird das eigene Stück Fleisch fettlos gegrillt und das Gemüse ohne ein Gramm Fett gedünstet. Werden die Brotscheiben von der Magersüchtigen für die anderen Familienmitglieder eher dick geschnitten, so schmuggelt sie eine in den Brotkorb, die so hauchdünn ist, daß man sie kaum noch belegen kann. Die Magersüchtige trinkt Milch nicht in der üblichen Konzentration, sondern so stark mit Wasser verdünnt, daß gerade noch die weiße Farbe erhalten bleibt.

Läßt sich die gemeinsame Mahlzeit mit Angehörigen nicht umgehen, wird mehr mit dem Essen gespielt als gegessen. Die meisten Magersüchtigen präparieren ihr weniges Essen in stundenlanger Kleinarbeit, bevor sie sich eine kaum sichtbare Winzigkeit zuführen; sie zerkleinern, würzen und entfernen vor allem Fett und Sehnen auch dann noch, wenn von dem Stück Fleisch kaum noch etwas übriggeblieben ist. Sie essen extrem langsam und kauen endlos lange oder aber machen den Versuch, das Essen auf abenteuerliche Weise verschwinden zu lassen: im Ärmel, im Ausschnitt oder unter dem Tisch. Manche schieben das Essen auf ihrem Teller hin und her und kauen so lange auf einem Stück Fleisch oder Brot herum, bis sie unter einem Vorwand in die Küche gehen und es ausspucken. Das ist leicht möglich, zumal Magersüchtige während einer Mahlzeit ohnehin mehr unterwegs sind, um noch irgend etwas zu holen, als daß sie am Tisch sitzen und essen.

Welche Ausreden und Täuschungspraktiken setzen Sie ein, um Ihre Angehörigen zu beruhigen und dem ständigen Drängen, mehr zu essen, zu entgehen?

So verhalten sich bulimisch Kranke

Heißhungerattacken/Bulimie Vornehmlich junge Mädchen und junge Frauen erkrankten in den letzten Jahren mit zunehmender Häufigkeit an einer neuen Form der Eßstörung, an Bulimie. Genaue Erkrankungszahlen sind nicht bekannt, die Dunkelziffer ist hoch. Die Betroffenen können untergewichtig, normal- oder übergewichtig sein. Bei etwa der Hälfte der Magersüchtigen weitet sich die Magersucht nach einer Krankheitsdauer von mehreren Monaten zur Bulimie aus. Bulimie ist aber auch als eigenständige Erkrankung, unabhängig von Magersucht, bekannt.

Für alle Betroffenen gilt, daß sie trotz der regelmäßig auftretenden Heißhungerattacken eine Gewichtszunahme nicht tolerieren, sondern sie um jeden Preis verhindern wollen. Sie möchten entweder weiter abnehmen oder das erreichte, niedrige Gewicht halten. Angestrebt werden diese Ziele durch:

- Kauen und anschließendes Ausspucken von Nahrung
- Selbst herbeigeführtes Erbrechen
- Mißbrauch von Abführmitteln
- Mißbrauch von harntreibenden Medikamenten
- Exzessives Hungern im Wechsel mit Heißhungerattacken

Die Häufigkeit von Heißhungerattacken nimmt in aller Regel im Laufe der Krankheit zu, die freien Intervalle verkürzen sich. Schließlich erbrechen einige mehrere Male am Tag, gelegentlich auch in der Nacht. Es gibt Betroffene, die ihre gesamte freie Zeit darauf verwenden, Nahrung zu beschaffen, sie zu verschlingen und sie wieder aus dem Körper zu entfernen, ebenso wie etwaige verräterische Spuren zu verwischen.

Menschen mit Bulimie sind ständig auf der Suche nach etwas Eßbarem, werden aber niemals satt.

Die bei einer Heißhungerattacke verschlungenen Nahrungsmengen werden im Laufe der Zeit immer größer. Während Magersüchtige anfänglich bereits von einem „Freßanfall" sprechen, wenn sie die Menge, die sie sich während ihres Hungerregimes erlauben, nur geringfügig überschritten haben, ist die Bezeichnung Freßanfall schließlich angebracht, wenn 10 Stücke Kuchen oder 10 Tafeln Schokolade gegessen werden oder große Mengen Brot, Wurst, Käse, Spaghetti und Süßspeisen, vermischt mit literweise Flüssigkeit.

Einige erbrechen eines Tages spontan, weil ihnen nach dem vielen Essen übel geworden ist; andere versuchen es nach einer solchen Völlerei erstmals willentlich. Die einen beherrschen es bald perfekt, und es gelingt ihnen, zu erbrechen, wenn sie nur daran denken; andere schaffen es nur unter großen Qualen und Anstrengungen. Manche trinken Salzwasser oder versuchen es mit mechanischer Reizung des Rachens, wodurch sie sich nicht selten Verletzungen zufügen. Einige Magersüchtige beginnen nach einer Mahlzeit Abführmittel oder auch harntreibende Medikamente mit ständig steigender Dosierung einzunehmen. Es gibt aber auch Betroffene, die im Anschluß an eine Heißhungerattacke weder erbrechen noch Medikamente einnehmen, sondern die Folgen ihrer Völlerei durch exzessives Hungern, meistens durch eine Nulldiät, zu tilgen suchen.

Die Heißhungerattacken laufen unterschiedlich ab. Eine zunächst normale Mahlzeit kann sich zu einem Freßanfall ausweiten, wenn ein bestimmtes Limit überschritten wurde. In einem solchen Fall wird dann noch mehr Nahrung zugeführt, damit sich das Erbrechen auch lohnt. Andere planen ihre Heißhungerattacken im voraus; sie wissen genau, daß sie die zugeführte Nahrung wieder erbrechen werden. Einige halten ihre Freßorgien immer zu einer bestimmten Tageszeit ab, wieder andere, die in einer Gemeinschaft leben, müssen sich mit ihren Freßanfällen nach den Zeiten richten, in denen sie ungestört sind. Bevorzugt sind der Abend und die Nacht. Manche Betroffene essen und erbrechen so lange, bis sie schließlich erschöpft einschlafen.

Viele verschlingen die Nahrung auch dann in Hektik, wenn keine Gefahr besteht, entdeckt zu werden. Sie benutzen weder Geschirr noch Besteck und schlucken große Brocken herunter, ohne sie zu kauen. Beliebt sind leicht zu schluckende, kohlenhydrat- und fettreiche Nahrungsmittel – alles, was in Diäten und Fastenkuren verpönt und verboten ist. Zusätzlich trinken sie mehrere Liter Flüssigkeit. Hat sich eine bestimmte Speisenfolge für das Erbrechen als besonders günstig erwiesen, wird diese häufig beibehalten. Manche essen zu Beginn einer Heißhungerattacke kalorienarme, »erlaubte« Nahrungsmittel, wie Salat oder Gurken, damit es sich nicht ganz so katastrophal auswirkt, wenn diese im Körper zurückbleiben. Nur wenige schlingen die Nahrung nicht hinunter, sondern genießen ihre Heißhungerattacke. Sie lassen sich Zeit, decken liebevoll den Tisch, stellen ihre Lieblingsmusik an und lesen Romane und Zeitschriften, die sie sonst aufgrund ihres zu niedrigen Niveaus ablehnen.

Manche erbrechen während einer Heißhungerattacke mehrere Male, um dann erneut Nahrung aufnehmen zu können. Nicht wenige tragen für den Freßanfall und das anschließende Erbrechen eine eigene, dafür bestimmte Kleidung. Sie betreiben im Anschluß an den Anfall eine perfekte Spurenbeseitigung, baden oder duschen, putzen sich die Zähne, säubern das Bad und ziehen frische Kleidung an.

In aller Regel werden die Heißhungerattacken heimlich durchgeführt, und es wird peinlich darauf geachtet, daß niemand davon erfährt. Manchen gelingt es, das Symptom über Jahre vor den Angehörigen zu verbergen. Sie leben in ständiger Angst, daß vor allem ihr Erbrechen entdeckt werden könnte; einige erinnern sich mit Entsetzen an die Peinlichkeit, als ihr heimliches Verhalten von ihrer Mutter, ihrem Vater oder einem der Geschwister entdeckt wurde. Es gibt aber auch sehr wohl solche, die ihr Erbrechen bewußt nicht verheimlichen, sondern gezielt als Hilferuf einsetzen. Sie erbrechen innerhalb der Wohnung oder des Hauses so, daß es von den Angehörigen wahrgenommen werden muß. Ihr Ziel ist es, darauf aufmerksam zu machen, daß sie in Not sind und Hilfe brauchen. Andere wollen bewußt das Bild der perfekten, idealen Tochter zerstören, an dem die Eltern weiterhin festhalten, obwohl sie selbst der Überzeugung sind, diesem Bild nicht länger entsprechen zu können, oder es nicht wollen.

Heißhungerattacken können auftreten:

- nach Kränkungen
- in Spannungssituationen
- in Ermangelung von Freunden
- aus Langeweile
- aus einem Gefühl der Leere
- aus Gewohnheit
- als Teil der Tagesstruktur

Die Einstellung der Betroffenen zu den Heißhungerattacken und den anschließenden Versuchen, alles wieder ungeschehen zu machen, ist unterschiedlich. Einige erleben das Erbrechen, wenigstens zu Beginn, als etwas Gekonntes, Zaubertrickartiges, womit sie ihr schuldhaftes Tun, nämlich das »Fressen«, schlagartig aus der Welt schaffen können, ohne die Folgen tragen zu müssen. Für manche ist es geradezu ein Geheimtip, den sie aber für sich behalten und keinesfalls weitergeben, um Konkurrenz zu vermeiden. Vor allem Magersüchtige freuen sich nach der langen Kasteiung manchmal, nun endlich einen Weg gefunden zu haben, wieder das essen zu dürfen, wonach sie so lange verlangt haben. Andere lehnen die Heißhungerattacken von Anfang an als etwas Schuldhaftes, Verbotenes und Perverses ab. Einige Magersüchtige fühlen sich wegen ihres Kontrollverlustes minderwertig und beneiden die, die weiterhin in der Lage sind, ihre Triebe zu zügeln.

Anfänglich beschaffen sich die meisten die für die Heißhungerattacken benötigten Nahrungsmittel zu Hause. In der Regel wählen sie solche, die ausreichend vorhanden sind, um nicht aufzufallen. Nur wenige greifen gezielt zu den Speisen, von denen sie wissen, daß andere Familienmitglieder sie auch gern essen würden. Reichen die Vorräte nicht aus, oder wächst die Gefahr, sich aufgrund der immer größeren Mengen zu verraten, behelfen sich einige damit, nur noch Grundnahrungsmittel wie Nudeln, Reis, Kartoffeln oder Brot zu nehmen. Andere kaufen im Großmarkt Billigprodukte ein oder Lebensmittel mit abgelaufenem Verfallsdatum. Reicht das Taschengeld nicht aus und sind sonstige Ersparnisse erschöpft, so jobben einige, um ihre Heißhungerattacken zu finanzieren. Nicht wenige beginnen eines Tages zu stehlen, entweder Geld zu Hause oder Eßwaren in Geschäften. Das Organisieren von Nahrung für Heißhungerattacken kann zu einer wichtigen, für viele zur Hauptbeschäftigung im Tagesablauf werden. Nicht wenige erleben ihre Nahrungsbeschaffung als Leistung, auf die sie stolz sind.

Aber nicht nur Nahrungsmittel oder Geld werden entwendet; einige stehlen auch Kosmetika, Schallplatten, Kleidungsstücke oder was immer sie besitzen möchten oder was erwerbbar ist. Sie begehen Diebstähle in Läden, Kaufhäusern, an ihrem Arbeitsplatz, aber auch in der Schule oder im Krankenhaus.

Wie Hungern und Erbrechen kann Stehlen eine Funktion im gestörten Leben dieser jungen Menschen erfüllen. Sie begehen dieses Delikt, um sich selbst Mut und »Coolness« zu beweisen; aus Rache für erlittene Kränkungen oder in heimlicher Genugtuung für erduldetes Unrecht oder in Kontrastierung zu der Wohlanständigkeit der Familie. Einige wenige erleben Stehlen als Ersatz für eine Freßattacke, und so ist es verständlich, daß auch Stehlen zum Bedürfnis werden kann, das immer häufiger befriedigt werden muß.

Es wäre ein gefährlicher Irrtum, wenn man annähme, daß Stehlen zwangsläufig zur Bulimie gehöre, also ein Symptom darstellt, dem der Kranke ausgeliefert ist. »Bulimiker stehlen eben«, hat sich ein Mädchen einmal gerechtfertigt. Davon kann natürlich keine Rede sein.

Bulimie ist kein Freibrief für Diebstähle, übrigens auch nicht in vertrauter Umgebung. Es besteht die Gefahr, daß außer mit einer gesundheitlichen Schädigung das Leben auch noch durch Strafverfolgung und Verurteilung beeinträchtigt wird.

Wir beschreiben gestörtes Verhalten wie das bei Bulimie nicht ohne Bedenken, weil wir wissen, daß manche dieses Buch nicht lesen werden, um ihre Krankheit zu bewältigen, sondern auf der Suche nach Praktiken, die sie noch nicht in ihrem Repertoire haben. So wissen wir aus Gesprächen mit Patientinnen, daß viele von der Möglichkeit des Erbrechens erst über die Medien gehört haben. Dennoch sind wir aufgrund zahlreicher Zuschriften auf unsere Veröffentlichungen und aufgrund der Gespräche mit Erkrankten davon überzeugt, daß die positiven Aspekte überwiegen, weil das Ausmaß der eigenen Störung erkannt und wahrgenommen wird. Erkennen und Wahrnehmen sind der Anfang von Veränderung – so schockierend und schmerzlich diese Erkenntnisse zunächst auch sein mögen.

Organische Komplikationen und körperliche Schäden stellen sich ein

Wir möchten nun auf häufige körperliche Beschwerden und Krankheitszeichen eingehen. Es sind vor allem Folgen des Hungerns, aber auch anderer typischer Verhaltensweisen, die im Verlauf der Magersucht und Bulimie auftreten können, wie Erbrechen und Mißbrauch von Abführmitteln und Entwässerungsmitteln.

Amenorrhoe Das Ausbleiben der Menstruation ist ein sehr frühes Zeichen dafür, daß Hungern oder stark gestörtes Eßverhalten im Organismus eine Veränderung bewirkt hat. In der hauptsächlich in Frage kommenden Altersgruppe der Fünfzehn- bis Fünfundzwanzigjährigen ist, von einer Schwangerschaft abgesehen, Magersucht eine häufige Ursache für das Ausbleiben der Menstruation (sekundäre Amenorrhoe). Beginnt die Magersucht vor der Pubertät, so kommt es erst gar nicht zu einem Beginn der Zyklusblutung. Natürlich ist dieses Symptom kein Beweis für eine Magersucht. Seelische Belastungen allein, aber auch körperliche Anstrengungen, wie Hochleistungssport, können zu dieser hormonellen Störung führen. Manche Magersüchtige sind aus ihrer Ideologie heraus über das Ausbleiben der Menstruation erleichtert, weil es einer Ablehnung der konventionellen Frauenrolle entgegenkommt.

Jedenfalls sollten Sie das Symptom einer anhaltenden Amenorrhoe nicht bagatellisieren. Wenn Sie heute vielleicht auch gern auf Ihre Menstruation verzichten, so kann sich das im Laufe der Jahre sehr wohl ändern, ebenso die Einstellung zu der Frage, ob Sie Kinder bekommen möchten oder nicht. Viele Magersüchtige gehen von der falschen Annahme aus, mit Sicherheit nach einer Gewichtszunahme auch wieder zu menstruieren. Diese Sicherheit gibt es nicht.

In jedem Fall raten wir Ihnen, einen Gynäkologen aufzusuchen. Da nach neuestem Erkenntnisstand die Amenorrhoe zu einer späteren Osteoporose beitragen kann, ist eine Hormongabe u. U. sinnvoll.

Herz- und Kreislaufstörungen Im Verlauf einer Unter- und Mangelernährung kommt es häufig zum Absinken des Blutdruckes (unter 100 mg Hg systolisch), und die Herzaktion wird langsamer. Pulswerte bis unter 30 Schläge pro Minute sind bekannt. Schwindelerscheinungen und ein flaues Gefühl im Kopf können die Folge sein. Einige Magersüchtige begegnen diesen Beschwerden mit vermehrtem körperlichem Training, oft genug unter weiterer Reduktion der Nahrung. Die Unsinnigkeit dieses Konzeptes, nämlich Leistungssteigerung bei Drosselung der Energiezufuhr, liegt auf der Hand. Von einer gestörten Herzfunktion kann eine Lebensbedrohung ausgehen, wenn es unter Belastung zu Störungen des Herzrhythmus kommt. Der plötzliche Herztod kann die Folge sein. Die Tatsache, daß bei stark untergewichtigen Patientinnen der Herzmuskel (vor allem die linke Herzkammer) schrumpft und damit ein Mißverhältnis zwischen Muskelanteilen und Größe der Herzklappen entsteht, kommt erschwerend hinzu und kann zu bedrohlichen Rhythmusstörungen führen.

Magen- und Darmbeschwerden Unter- und Mangelernährung sind Ursachen vielfältiger Störungen im Verdauungstrakt. Durch eine stark reduzierte Nahrungsaufnahme und einseitige Zusammensetzung der Nahrung sind Darmträgheit und Verstopfung häufige Folgen. Nicht wenige Magersüchtige, vor allem aber bulimisch Kranke, nehmen deshalb Abführmittel ein und steigern die Dosis schließlich bis zu mehreren hundert Tabletten täglich, in der Vorstellung, auf diese Weise kein überflüssiges Gramm Fett anzusetzen. Tun Sie das nicht! Der Mißbrauch von Abführmitteln kann zu erheblichen Störungen im Stoffwechsel und damit z. B. zu Lähmungen und letztlich zur Lebensbedrohung führen. Sie müssen sich nämlich vorstellen, daß nicht nur kalorienhaltige Nahrungsanteile aus dem Körper ausgeschieden werden, sondern auch lebenswichtige Mineralien und Elektrolyte.

Aber auch Magenschmerzen, Blähungen und Durchfälle treten als Folgen des gestörten Eßverhaltens auf. Wissenschaftliche Untersuchungen haben gezeigt, daß die Darmtätigkeit bei Magersüchtigen häufig gestört ist. Besonders gefährdet sind natürlich bulimisch Kranke. Es kann im Verlauf der Zeit zu erheblichen Magenerweiterungen kommen, und auch Fälle von Magendurchbruch sind bekannt.

Zahnschäden Magersüchtige, die regelmäßig erbrechen, haben fast immer Probleme mit den Zähnen. Gravierende Schäden wie Zahnausfall, Erosion des Zahnschmelzes und Karies werden vermutlich durch häufiges Erbrechen verursacht. Möglicherweise spielt dabei auch ein chronischer Flüssigkeitsverlust eine Rolle. Verletzungen der Wangenschleimhaut sind keine Seltenheit. Chronisches Erbrechen führt darüber hinaus zu Vergrößerungen und auch Entzündungen der Speicheldrüsen, besonders der Ohrspeicheldrüsen.

Frieren Mit zunehmendem Gewichtsverlust leiden viele Magersüchtige unter Frieren. Zugrunde liegt eine Störung der Temperaturregulation. Die Körpertemperatur ist häufig vermindert und die Anpassung an die Umgebung entsprechend beeinträchtigt. Auch dies hängt indirekt mit Kreislaufstörungen zusammen; letztlich sind Frieren und Untertemperatur Energiesparmaßnahmen des Organismus.

Haut und Haare Die Haut wird bei vielen Magersüchtigen trokken und schuppig und verliert an Elastizität. Dadurch bekommt die Haut dieser jungen Mädchen ein greisenhaftes Aussehen. Auch Nägel und Haare werden brüchig und fahl; die Haare fallen aus. An manchen Körperpartien, z. B. an den Unterarmen, aber auch am Rücken, selten an den Wangen, entwickelt sich eine feine, flaumartige Behaarung (Lanugobehaarung).

Ein anderes markantes Symptom ist die bläuliche Verfärbung der Hände und Füße. Sie ist auf eine Störung des Kreislaufes zurückzuführen.

Ödeme Flüssigkeitseinlagerungen in das Unterhautgewebe finden sich bei etwa einem Viertel aller Magersüchtigen. Dieses Krankheitszeichen kann sowohl mit einer Störung des Kreislaufes als auch mit der Mangelernährung, vor allem mit Eiweißmangel, zusammenhängen. Auch ein rasches »Auffüttern« begünstigt vorübergehend eine Flüssigkeitseinlagerung. Wichtig ist, sich bewußt zu sein, daß in das Gewebe eingelagertes Wasser auf der Waage in Erscheinung tritt. Natürlich hat das nichts mit einer echten Gewichtszunahme zu tun. Mehrere Kilogramm – das Gewicht mehrerer Liter Wasser – können von Magersüchtigen, aber auch von Ärzten fälschlich als Trendwende bei Behandlungsbeginn interpretiert werden.

Ein weiterer Umstand ist von besonderer Bedeutung: Unerwünschte Flüssigkeitsansammlungen können sich auch in Körperregionen bilden, wo sie bedrohliche Auswirkungen haben, nämlich im Herzbeutel und im Bauchraum. Diese Situation erfordert eine sofortige Intensivbehandlung ohne jede Diskussion.

Muskelschwäche Für einen Arzt ist es immer wieder erstaunlich, festzustellen, wie lange ein primär gesunder Organismus eine Unter- und Mangelernährung nicht nur tolerieren, sondern dabei noch erstaunliche Leistungen vollbringen kann. Dazu gehört die Leistungsfähigkeit der Muskulatur, auch wenn diese z. B. an Armen und Beinen bereits deutlich geschwunden ist.

Irgendwann aber kommt der Moment, an dem Sie feststellen müssen, daß Sie Schwierigkeiten haben, z. B. beim Radfahren, beim Aussteigen aus der Badewanne oder beim Treppensteigen. Wenn Sie merken, daß Ihre Beine Sie kaum noch tragen, wird es höchste Zeit, sich in ärztliche Behandlung zu begeben. Wieder ist es ein sehr plötzlich einsetzender Zusammenbruch der Funktionsfähigkeit, der dann über krankhafte Stoffwechselsituationen bis zur Lebensgefahr führen kann.

Konzentrationsstörungen Auch die geistige Leistungsfähigkeit liegt bei Magersüchtigen in der Regel deutlich über dem Durchschnitt. Schulische Erfolge sind an der Tagesordnung; das liegt nicht daran, daß Magersüchtige durchweg überdurchschnittlich intelligent sind, sondern hat vielmehr damit zu tun, daß sie die ihnen gestellten Aufgaben mit großem Eifer, überkorrekt und mit zwanghaftem Fleiß erfüllen.

Vielleicht haben Sie aber auch schon festgestellt, daß Sie allmählich vergleichsweise immer mehr Zeit brauchen, um eine bestimmte Aufgabe bewältigen zu können. Das Konzentrationsvermögen läßt nach, aber wie beim Muskeltraining setzt man als Magersüchtige auch bei geistiger Tätigkeit alles daran, um nicht nachzulassen und das Niveau durch vermehrte Anstrengung zu halten. Der Teufelskreis wird auch hier sichtbar: Nachlassende Leistung führt zu vermehrter Anstrengung, zu vermehrten Schuldgefühlen und damit zu vermehrtem Hungern.

Gefahren von Magersucht und Bulimie

Die angeführten Symptome stellen eine Auswahl von Krankheitszeichen dar, die bei Magersüchtigen und bulimisch Kranken auftreten können. Diese Liste ist keineswegs vollständig. Es ist Sache des Arztes, nach Organschäden zu suchen, Funktionsstörungen aufzudecken und sie angemessen zu behandeln. Voraussetzung dafür ist, daß überhaupt ein Arzt aufgesucht wird und daß die Diagnose Magersucht oder Bulimie gestellt wird. Zu dem besonderen Verhältnis zwischen Arzt und Eßgestörter sollten Sie als Betroffene, aber auch als Angehörige folgendes bedenken:

Zu den gefährlichen Eigenschaften Magersüchtiger gehört das Bestreben, die Umwelt und auch Ärzte ao lange als möglich zu täuschen. Magersüchtige gehen meist nicht aus eigenem Antrieb zum Arzt. Die Eltern, häufig die Mütter, organisieren den Arztbesuch und begleiten die Tochter oder den Sohn dorthin. Überlegen Sie selbst, welche Chance dieser Arzt hat, die richtige Diagnose zu stellen, wenn nicht von Ihnen als Magersüchtiger oder von Ihnen als Mutter oder Vater entsprechende Hinweise kommen. Ein Arzt ist weder Hellseher noch Kriminalist, und nicht jeder Hausarzt, Frauenarzt oder Internist ist so vertraut mit der Magersucht, daß er schon aus spärlichen Angaben und Befunden eine klare Diagnose stellen könnte.

Vielleicht ist es Ihnen, wie übrigens vielen Magersüchtigen, gar nicht bewußt, daß Ihr Körper durch Ihr Magersüchtigsein Schaden leiden könnte. Vielleicht haben Sie manchmal das eine oder andere Symptom bei sich bemerkt und sich dann damit beruhigt, daß die Störung sicher vorübergehend sei. Kein Magersüchtiger rechnet mit irreparablen Schäden, z. B. an Herz, Leber oder Muskulatur und Skelett oder gar am Gehirn. Die Frage, ob sie denn sterben wollen, weisen auch hochgradig abgemagerte Patienten, die auf einer Intensivstation behandelt werden müssen, mit Erschrecken zurück. Sie spielen aber, so ist manchmal unser Eindruck, gefährlich lange mit dem Leben.

Die Tatsache, daß eine Magersüchtige noch herumläuft und gute Leistungen erbringt, bedeutet nicht, daß sie außer Gefahr ist. Man rechnet bei Magersucht mit einer Sterblichkeitsrate von etwa 6%; der Tod tritt meist plötzlich und unerwartet ein.

Es bleibt ein Rätsel, warum ein lange aufrecht erhaltener krankhafter Zustand plötzlich und ohne Vorwarnung zusammenbricht. Wir sind davon überzeugt, daß Magersüchtige nicht sterben wollen. Wir haben auch oft genug erlebt, daß die Erwähnung der Möglichkeit bleibender Schäden Betroffenheit und Erschrecken auslöst.

Sie sollten körperliche Symptome sehr ernst nehmen, sie nicht bagatellisieren und vor allem nicht davon überzeugt sein, daß durch ein bißchen mehr Essen oder die Reduzierung Ihrer Heißhungerattacken alles aus der Welt zu schaffen ist.

Anleitung für eine Verhaltens- und Symptomanalyse

An Magersucht oder Bulimie Erkrankte sehen in ihrem Verhalten und in ihrem körperlichen Befinden über einen langen Zeitraum – es können Jahre sein – weder etwas Absonderliches noch etwas Krankhaftes, ganz im Gegenteil. Nicht wenige meinen, ihr Verhalten sei richtig, das der anderen dagegen falsch und gesundheitsschädlich. Sie haben ihre Hungerideologie im Verlauf ihrer Krankheit so verinnerlicht, daß sie schließlich von deren Richtigkeit überzeugt sind. Viele Magersüchtige wollen nicht nur ihrer Umwelt einreden, daß sie vollkommen gesund sind – sie glauben es lange Zeit selbst. Einem Außenstehenden mag sich dagegen eher der Gedanke an eine Wahrnehmungsstörung aufdrängen, wenn Magersüchtige mit ihrem schwer gestörten Eßverhalten, ihrem extremen Untergewicht, ihrem schlechten seelischen und körperlichen Befinden von Gesundheit und Wohlbefinden sprechen. Solche Selbstsuggestionen können zu gefährlichen Selbsttäuschungen werden. Sie enthalten zwar immer auch einen Funken Wahrheit, allerdings nicht in dem Kontext, in dem sie von Magersüchtigen gebraucht werden. Einige typische sind:

»Fasten ist besser als Völlerei.«
»Untergewicht ist gesünder als Übergewicht.«
»Ein niedriger Blutdruck ist weniger gefährlich als ein zu hoher.«
»Askese schärft das Denken.«
»Zügelung der Triebe ist Nahrung für den Geist.«
»Körperlicher Schwäche muß mit Abhärtung begegnet werden.«
»Ein langsamer Puls ist Ausdruck für einen gut durchtrainierten Körper.«
»Hungern verlängert das Leben.«
»Schlemmerei verkürzt das Leben.«
»Entschlackung ist gesund.«
»Pflanzliche Abführmittel sind keine richtigen Abführmittel.«
»Nur wer sich krank fühlt, ist krank.«
»Den Körper bis an seine Grenze auszuloten, ist gesund.«

An welche Leitsätze haben Sie sich geklammert? Sind es ähnliche oder andere?

Wir sind unseren Patientinnen behilflich, eine Verhaltens- und Symptomanalyse zu erstellen und motivieren sie, zu folgenden Themen schriftlich Stellung zu nehmen:

Meine Essenszubereitung
Mein Eßverhalten

Meine Praktiken zur Hungerbewältigung
Meine Täuschungsmanöver
Meine Kontrollmaßnahmen
Mein kalorienverbrauchendes Trainingsprogramm
Meine Heißhungerattacken
Mein Abführmittelmißbrauch

Viele sind erstaunt darüber, wie unkritisch und verfälscht sie ihr Eßverhalten bis dahin gesehen und beurteilt haben. Einige verstehen erstmals, warum es wegen ihres Verhaltens zu Hause ständig zu Spannungen kam, während sie selbst nichts Außergewöhnliches wahrnehmen konnten oder wollten.

Die meisten erleben die Selbstkonfrontation als einen ersten therapeutischen Schritt auf dem Weg, der zu einer Distanzierung von ihrer Eßstörung führt. Einige Berichte von Betroffenen:

»Ich nahm ab, und die anderen sagten, ich sähe gut aus. Das machte mich stolz und spornte mich an, noch dünner zu werden. Ich gefiel mir. Ich war stolz auf meine herausstehenden Knochen und vor allem darauf, daß die Waage immer weniger anzeigte. Ich kochte für die Familie und freute mich, wenn es den anderen schmeckte, während ich mir jedes Gramm, das ich aß, genau überlegte. Ich konkurrierte mit meiner Schwester und wurde wahnsinnig bei der Vorstellung, auch sie könnte anfangen zu hungern. Über kurz oder lang kannte ich sämtliche Kalorientabellen auswendig. Ich war den ganzen Tag nur noch mit Gedanken an Essen und Nichtessen beschäftigt, sonst interessierte mich nichts mehr. Ich wollte noch dünner und immer noch dünner werden, das war mein Ziel. Ich wog mich mindestens fünfmal am Tag und war glücklich, wenn ich abgenommen hatte. Allmählich begannen meine Kräfte zu schwinden, aber das wollte ich nicht wahrhaben.«

»Ich stand morgens als erste auf, trank höchstens einen Schluck schwarzen Kaffee, ansonsten verbrachte ich die Zeit, bis ich in die Schule mußte, mit Gymnastik. Dann radelte ich mit dem Fahrrad in die Schule. Meist hatte ich noch Zeit und fuhr bis zur letzten Minute Extratouren. In der Schule hatte ich dann sozusagen eine gezwungene Ruhepause, außer es gab Freistunden. Dann radelte ich natürlich auch wie eine Besessene durch den Ort oder ich machte Spaziergänge, bei denen ich im Laufen zu lernen versuchte. In der Pause mußte ich ständig auf und ab rennen. Nach der Schule fuhr ich sofort, ohne mich mit den anderen abzugeben, nach Hause. Manchmal machte ich dabei Umwege, aber nur, wenn ich genügend Zeit hatte. Zu Hause ging ich sofort in mein Zimmer und zog meine Joggingsachen an. Manchmal heulte ich dabei, weil ich im Grunde todunglücklich war und Angst vor der

Kälte und der Riesenanstrengung hatte, die mir bevorstand. Zum Mittagessen aß ich höchstens ein paar Bissen und zum Schluß gar nichts mehr. Nach dem Joggen – zu Anfang waren es fünfundvierzig Minuten am Tag, später zwei Stunden – lernte ich für die Schule, nach einem genauen Zeitplan. Auf die Minute genau sprang ich auf, um wieder zum Joggen zu rennen. Danach machte ich Gymnastik, oft weinend. Manchmal gönnte ich mir zwischendurch ein warmes Duschen, aber mit schlechtem Gewissen. Zur Jazzgymnastik radelte ich natürlich in hohem Tempo und bewegte mich dort wie eine Wahnsinnige. Wenn die Lehrerin zu spät anfing oder zu früh aufhörte, ging ich auf die Toilette, um dort herumzuhüpfen. Danach radelte ich heim, manchmal auf Umwegen. Dann lernte ich wieder. Manchmal aß ich auch heimlich eine Kleinigkeit, meine Eltern sollten es nicht sehen, ich wollte ihnen den Triumph nicht gönnen, daß ich doch ab und zu Hunger hatte. An den Tagen, an denen ich keine Jazzgymnastik hatte, mußte ich mehr radfahren als an den anderen Tagen. Die Strecke wurde länger, die Zeit kürzer. Ich raste wie eine Verrückte durch die Welt, entweder auf dem Fahrrad oder beim Joggen. Meine einzige Freude war Schlafen. Ich freute mich den ganzen Tag darauf. Untertags durfte ich auf keinen Fall schlafen. Wenn ich müde war, trieb ich mich zum Joggen an, um wieder fit zu werden. Es war jeden Tag so, auch wenn ich überhaupt keine Lust hatte und das Wetter miserabel war. Ich spornte mich an, ermahnte mich, durchzuhalten und noch schneller zu laufen. Kurz vor der Haustür mußte ich mein Tempo noch einmal steigern, obwohl mir häufig dabei zum Umfallen elend war. Die Zeit, die ich nicht zum Joggen, Radfahren oder für Gymnastik benötigte, nutzte ich zum Lernen. Ich lernte weiter, auch wenn ich alles schon konnte und zum tausendstenmal in mich hineinpaukte. Manchmal schlief ich darüber ein, aber das war die totale Katastrophe. Dann mußte ich noch viel mehr joggen und radfahren und Gymnastik machen, als auf meinem Plan stand. – Wenn Besuch kam, oder meine Eltern mich störten, dann flippte ich aus. Ich fing an zu heulen und flehte alle an, mich doch bloß in Ruhe zu lassen – meine kostbare Zeit raste mir davon, und weil ich keine freie Minute hatte, wußte ich nicht, wie ich sie wieder hereinholen sollte.«

»Ab und zu, meistens am Wochenende, aß ich sehr viel. Meistens stopfte ich mich mit Süßigkeiten voll. Manchmal aß ich so lange, bis ich fast platzte. Danach hatte ich ein wahnsinnig schlechtes Gewissen und fühlte mich als Versagerin. Solche Freßanfälle beantwortete ich mit unglaublicher Härte. Ich mußte die Schwächeanfälle büßen und durfte in den nächsten Tagen entweder gar nichts mehr essen oder mußte mich einer widerlichen Sieben-Tage-Körnerkur unterziehen, bei der ich höchstens ein Viertel der angegebenen Menge essen durfte. Eines Tages hatte ich wieder einmal so viel Torte gegessen, daß mir übel wurde. Ich stellte mir vor, wie scheußlich rosa und fet-

tig die Erdbeertorte gewesen war, an der ich mich überfressen hatte; schließlich wurde mir kotzübel; ich mußte mich übergeben. Danach fühlte ich mich ziemlich gut – nicht mehr voll, sondern leer. Vor allem war die Vorstellung einmalig, innerhalb von zwei Minuten all das wieder losgeworden zu sein, was ich sonst qualvoll über mindestens sieben Tage hätte abarbeiten müssen. Das war der Beginn meines Kotzens. Mein Eßproblem nahm zu und ebenso mein Gewicht, wenn ich einmal zwischendurch aufhörte zu kotzen. War ich allein zu Hause, nutzte ich die Gelegenheit, meine Freßorgien abzuhalten. Am häufigsten fraß und kotzte ich nachts, wenn alle schliefen. Manchmal trank ich nach dem Essen literweise Mineralwasser, damit ich kotzen konnte. Manchmal ging es ohne Probleme, manchmal aber brauchte ich sehr lange, und zuweilen mußte ich sogar Salzwasser trinken. Dann drehte ich den Wasserhahn auf, damit man meine Kotzgeräusche nicht hören konnte. Ich zog mich aus, bevor ich kotzte. Vorher nahm ich noch meine Ringe ab, um mir, wenn ich meine Finger gebrauchte, nicht den Gaumen aufzureißen. Später konnte ich so sauber kotzen, daß ich alles anlassen konnte, ohne mich anzukotzen. Nach dem Kotzen wusch ich Hände und Gesicht, putzte die Zähne, versteckte die leere Mineralwasserflasche, putzte das Klo und fiel dann, völlig am Ende, ins Bett.

Als ich anfing mit der Fresserei, hatte ich das Gefühl, ich fraß, weil ich mich leer fühlte, hilflos und minderwertig, weil ich nicht wußte, was ich mit mir anfangen sollte, oder weil ich Hunger und ein großes Nachholbedürfnis hatte. Schließlich kotzte ich ständig und überall, egal, ob es mir gut ging oder schlecht. Ich konnte keinen Zusammenhang mehr zwischen meinen Gefühlen und meinem Eßverhalten herstellen. Es gab keine Gründe und Motive mehr. Ich fraß einfach aus Gewohnheit, wann immer ich konnte.«

> Erfahrungsgemäß helfen die Berichte von anderen Betroffenen, sich zu erinnern, sich mit dem Gesagten zu identifizieren, oder aber auch, zu erkennen, in welchen Punkten sich das eigene Verhalten und Erleben unterscheidet. Wir möchten Sie motivieren, sich ebenfalls Rechenschaft zu geben und sich nicht weiterhin Illusionen hinzugeben und an falsche Vorstellungen zu klammern.

Versuchen Sie, sich so detailliert und selbstkritisch wie nur möglich über Ihre gestörten Verhaltensweisen klarzuwerden und Ihr seelisches und körperliches Befinden möglichst realistisch einzuschätzen. Vielleicht bekommen Sie Angst, erkennen zu müssen, daß vieles nicht so gelaufen ist, wie Sie es sich gewünscht haben. Die Konfrontation mit der Wirklichkeit, fern von allen Selbsttäuschungen, kann sehr unbequem und schmerzlich sein. Vielleicht erschrecken Sie bei dem Gedanken, Ihre Magersucht oder Bulimie aufzugeben, weil Sie befürchten, dann nichts mehr zu sein und nichts mehr zu haben. Vielleicht empfinden Sie nicht zum ersten Mal den

Wunsch, dieses Buch beiseite zu legen, alles doch lieber beim alten zu lassen und Ihr pathologisches, aber wenigstens vertrautes Verhalten fortzusetzen. Tun Sie es nicht. Setzen Sie sich mit Ihrem krankhaften Verhalten auseinander. Es lohnt sich. Fangen Sie ganz einfach an zu schreiben, auch wenn sich Ängste aufdrängen, nicht gut genug schreiben zu können, nicht zu wissen, was wichtig und unwichtig ist. Wir haben Ihnen im Verlauf dieses Kapitels immer wieder Fragen gestellt und Sie zur persönlichen Stellungsnahme aufgefordert. Lesen Sie noch einmal das Kapitel von Anfang an durch und machen Sie sich Notizen. Eine mögliche Hilfe ist auch, Tagebuchaufzeichnungen durchzulesen – allerdings nur, wenn Sie in Ihrem Tagebuch ehrlich gewesen sind. Es gibt nicht wenige, die bewußt falsche Eintragungen machen, gerade in bezug auf ihre Eßstörungen, weil sie wissen, daß ihre Tagebuchaufzeichnungen von ihren Eltern gelesen werden. Andere stellen bei kritischem Nachdenken fest, daß sie auch sich selbst, ohne es zu bemerken, in ihrem Tagebuch etwas vorgemacht haben.

Einige Themenvorschläge:

Wie hat alles angefangen?

In meiner Familie wurden häufig Schlankheitskuren gemacht.
Ich hatte schon mehrere Diäten hinter mir.
Ich rivalisierte mit meiner Mutter.
Eine Freundin von mir hatte abgenommen.
Meine Freundin hatte die Idealfigur.
Ich hatte nach einer Grippe abgenommen.
Ich hatte nach einem Urlaub zugenommen.
Bemerkungen meines Vaters über meine Figur kränkten mich.
Ich fand mich zu dick.
Ich paßte nicht mehr in meine Lieblingsjeans.
Ich sah in meinem Bikini scheußlich aus.
Ich erschrak über mein Gewicht.
Ich hatte meinen Freund an eine andere verloren.
Ich glaubte, etwas verändern zu müssen.

Wie war Ihr Gewichtsverlauf?

Was war Ihr Ausgangsgewicht?
Wieviel wollten Sie zunächst abnehmen?
Was wiegen Sie heute?
Was ist Ihr Zielgewicht heute?

Wie haben Sie abgenommen?

Wie war der Anfang, und wie sieht es heute aus?
Essen Sie allein oder in der Familie?

Welche Nahrungsmittel vermeiden Sie?
Welche Nahrungsmittel essen Sie?
Wie sieht Ihre Essenszubereitung aus?
Wie ist Ihr Eßverhalten?
Haben Sie Essensrituale entwickelt?

Was tun Sie, um Ihren Hunger zu bewältigen?

Wie reagieren Ihre Eltern auf Ihr Eßverhalten?

Was sind Ihre Täuschungspraktiken?

Haben Sie Heißhungerattacken?

Wie haben die Heißhungerattacken begonnen?
Wie haben sie sich bis heute entwickelt?
Erbrechen Sie?
Nehmen Sie Abführmittel ein?
Wer hat Sie auf die Idee des Erbrechens gebracht?
Wie läuft eine Heißhungerattacke ab?
Wie beschaffen Sie Ihre Nahrung?
Wer weiß von Ihren Heißhungerattacken?
Gibt es Auslöser für Ihre Heißhungerattacken?
Wie häufig sind Ihre Heißhungerattacken?
Stehlen Sie?

Vergessen Sie nicht, sich auch über Ihr psychisches und körperliches Befinden Rechenschaft zu geben. Viele müssen sich zunächst einmal genau beobachten. Ihre Wahrnehmung kann nämlich erheblich gestört sein, weil Sie lange Zeit Schwächen und Einbußen ignoriert haben.

Wir möchten Sie noch einmal an die wichtigsten Symptome, die Sie an sich selbst feststellen können, erinnern:

Untergewicht
Frieren
Schwindel
Schwächegefühl in den Beinen
Haarausfall
Zahnschäden
Behaarung am Körper
schuppige Haut
brüchige Nägel
Durchblutungsstörungen an Händen und Füßen
niedriger Blutdruck
verlangsamter Puls

Ödeme
Amenorrhoe
Schlafstörungen
Konzentrationsstörungen
Zwangsdenken
Zwangshandlungen
Labilität
depressive Verstimmung

Vielfältigkeit der Ursachen

Die Ursachen der Magersucht und Bulimie sind komplex. Sie lassen sich nicht einfach aufzählen, sondern können für den einzelnen nur im Rahmen der psychotherapeutischen Arbeit geklärt werden. Wir wollen Sie anregen, sich mit der Vielschichtigkeit der Bedingungen auseinanderzusetzen, und versuchen, Ihnen zu helfen, Ihre Entwicklungs- und Lebensgeschichte besser zu verstehen. Ein Begreifen, das nicht fixiert bleibt auf Hungern, Heißhungerattacken oder Erbrechen, kann sich dem Wesen der Krankheit annähern und sich positiv auf den Gesundungsprozeß auswirken. Auch für Angehörige lohnt es sich, die eigene Lebensgeschichte zu überdenken und nicht nur die ihrer eßgestörten Tochter.

Unser Anliegen ist es, aufzuklären und falsche Vorstellungen und gefährliche Verharmlosungen zu korrigieren, nicht aber *einen* Schuldigen zu suchen.

Magersucht und Bulimie haben nicht *eine Ursache*. Es muß viel geschehen, damit jemand magersüchtig oder bulimisch wird. Moderne Vorstellungen schließen biologische, soziokulturelle, familiendynamische und persönlichkeitsspezifische Faktoren ein.

In der Wissenschaft wird die Frage diskutiert, ob die Unterernährung ab einem bestimmten Zeitpunkt einen Circulus vitiosus in Gang setzt: Die für die zentrale Stoffwechselregulation verantwortlichen Nervenzellen werden durch das Hungern so gestört, daß das Krankheitsgeschehen aufrechterhalten wird und weiter fortschreitet.

Gesellschaftliche Einflüsse

Es drängt sich natürlich die Frage auf, inwieweit der derzeitige Schlankheits-Tick unserer Gesellschaft schuld an der zunehmenden Krankheitshäufigkeit ist. Müssen nicht Millionen Menschen als eßgestört bezeichnet werden? Die einen essen zuviel, die anderen zuwenig; unzählige machen Schlankheitskuren, die einen zu Recht, die anderen zu Unrecht. Ratschläge für eine Gewichtsabnahme fehlen in fast keiner Zeitschrift. Jeder kann sich mit Tabellen und entsprechend gekennzeichneten Lebensmitteln kalorienbewußt ernähren. Der Markt wird überflutet mit immer neuen Anleitungen und Erfolgsrezepten. Vor allem Frauen huldigen dem Schlankheitsideal. Schlank sein ist für viele nicht nur ein modisches Diktat, sondern anscheinend Voraussetzung für Attraktivität, Dynamik und Erfolg in der Gesellschaft unserer Zeit.

Magersucht und Bulimie sind an Überfluß gebunden. Wo Mangel herrscht und Nahrung knapp ist wie in den Ländern der Dritten Welt, gibt es keine Magersucht. Auch galt Magersucht lange Zeit als typisch für den gehobenen Mittelstand. Mit ein Grund dafür mag sein, daß die jungen Menschen in den ärmeren Schichten nicht genug zu essen hatten, um magersüchtig werden zu können. Nach unserem Verständnis kann Magersucht nur dann ihren Sinn erfüllen, wenn Hungern der freiwillige Verzicht eines Individuums ist. Magersucht kommt deshalb dort nicht vor, wo viele hungern müssen. Vielleicht schafft die Fülle nach überstandenen Notzeiten ein besonders günstiges Klima für magersüchtiges Verhalten, wenn nämlich die Elterngeneration den Kindern den wiedergewonnenen Reichtum und den dadurch möglich gewordenen Überfluß mit Hinweis auf die selbst erlebten Entbehrungen und Hungerzeiten zum Vorwurf macht. Manche Eltern erliegen dabei der Versuchung, das, was sie selbst als junge Menschen unter dem Zwang der äußeren Verhältnisse erdulden mußten, ihren Kindern als persönliche Leistung zu präsentieren.

Der Wunsch, schlank zu sein und dafür etwas zu tun, ist gesellschaftsfähig und gehört fast schon zum guten Ton. Abmagerungswillige gibt es viele, aber die Zahl derer, denen eine Idealfigur tatsächlich gelingt, ist eher klein. Die Magersüchtigen gehören zu dieser Minderheit; Bewunderung und Neid der Erfolglosen sind den Erfolgreichen sicher. Zu einer elitären Gruppe zu zählen, sich von der Masse abzusetzen, etwas Besonders, Einmaliges zu sein, haben Magersüchtige sich oft lange Zeit erträumt.

Der Stolz auf die erbrachte Leistung und die Bewunderung der anderen können beim Einstieg in die Magersucht eine Rolle spielen. Wann der Umschlag vom erfolgreichen Hungern zum magersüchtigen Verhalten erfolgt ist, läßt sich im nachhinein oft nicht mehr feststellen. Viele der Betroffenen haben ihn selbst nicht wahrgenommen. Es ist vermutlich eine Entwicklung in kleinen Schritten und kein spontaner Einfall. Das Verlangen, weiterzuhungern, selbst wenn das Traumziel längst überschritten ist, das Verschieben eines immer neuen Zielgewichtes nach unten, hat vielschichtige Gründe. Es sind wahrscheinlich »neue« Gefühle und Erfahrungen, wie etwa das wohltuende Erlebnis, daß die Bewunderung der Eltern für die Leistung des Abnehmens allmählich in Sorge umschlägt; oder die heimliche Genugtuung, daß das Ausmaß der Gewichtsabnahme schon weit größer ist als die Eltern vermuten; oder das Erleben des Hungergefühls, das als Spüren des eigenen Körpers wahrgenommen wird; oder der Stolz über die Leistung, sich beherrschen und den Hungertrieb kontrollieren zu können, also sich im Griff zu haben. Vor allem für junge, unsichere Mädchen kann diese Art eines ständig auf der Waage überprüfbaren Leistungsbeweises zu einer wichtigen Selbsterfahrung werden. Wenn eine Gewichtsabnahme von weiteren hundert Gramm ein Glücksgefühl auslöst und zum Motor wird, das Zielgewicht noch weiter nach unten zu verschieben; wenn aus dem Hungergefühl das Bewußtsein erwächst, etwas Elitäres zu sein – spätestens dann ist der Umschlag zur Magersucht vollzogen. Ab diesem Zeitpunkt fangen die Magersüchtigen an, sich ihre eigenen Gesetze zu schaffen, sie entfernen sich immer mehr von der realen Welt.

Die bisher genannten Umstände und Bedingungen spielen bei vielen Magersüchtigen beim Einstieg in die Krankheit eine Rolle, aber nicht bei allen. Zu den Punkten Wohlstandsgesellschaft, Mittelstandszugehörigkeit, Schlankheits-Tick, erfolgreiche Gewichtsabnahme lassen sich noch weitere Kriterien, wie z. B. Alter zwischen zwölf und fünfundzwanzig Jahren und weibliches Geschlecht, hinzufügen. Doch zum einen ist nicht jedes junge Mädchen zwischen zwölf und fünfundzwanzig Jahren aus der Mittelschicht, das Schlankheitskuren macht, gefährdet, magersüchtig zu werden; zum anderen lassen sich zu jedem der aufgeführten Punkte Ausnahmen benennen:

- Hungern als Ausdrucksform ist in jedem Alter denkbar und wirksam. So kann das Erkrankungsalter schon vor dem 12. und nach dem 25. Lebensjahr liegen.
- Es erkranken zwar vornehmlich Mädchen, dennoch ist die Magersucht auch bei Jungen bekannt.
- Noch vor wenigen Jahren ging man davon aus, daß die Magersucht fast ausschließlich eine Krankheit des Mittelstandes sei. Inzwischen aber hat sie sich über alle sozialen Schichten ausgebreitet.
- Magersucht ist zwar auch als Krankheit unserer Zeit zu verstehen, aber nicht nur, denn sie wurde bereits vor über hundert Jahren von einem Londoner Arzt benannt und ausführlich beschrieben.

Soziokulturelle Aspekte

Auf einige soziokulturelle Aspekte sind wir bereits eingegangen. Mitverantwortlich für die Krankheitshäufigkeit in unserer Zeit sind unserer Ansicht nach die Rolle der Frau in unserer Gesellschaft und das Aufwachsen in Kleinfamilien.

Von Magersüchtigen wird oft behauptet, daß sie ihre Rolle als Frau nicht annehmen wollen; richtiger wäre, zu sagen, sie nehmen die Rolle als Frau nicht an, wie sie ihnen von ihren Müttern vorgelebt wird. Sie haben Angst vor einem Leben, das geprägt ist von Verzicht und Opfern der Familie zuliebe. Die Mütter sind häufig verstimmt, wirken lustlos und mißmutig, und viele haben Migräne. Ihre Unzufriedenheit entwickelt sich aus dem Gefühl des Unerfülltseins und der Angst, etwas versäumt zu haben. Nicht wenige empfinden das Dasein der Frau, auch ihr biologisches Schicksal, als Benachteiligung. Die meisten Mütter Magersüchtiger identifizieren sich innerlich nicht mit der Rolle der Frau, die sie übernommen haben, doch sie leugnen das lange Zeit vehement auch vor sich selbst und behaupten sogar das Gegenteil. Sie spielen die ihnen zugedachte Rolle perfekt. Die Magersüchtigen aber, die häufig in einer Art Symbiose mit ihren Müttern leben, spüren seismographisch deren Unglücklichsein, und ihre Angst wächst, so könnte ihnen ein ähnliches Schicksal bevorstehen.

Eine Magersüchtige:

»Ich wußte, daß ich als Frau nicht mein eigenes Leben leben kann. Mir wurde jede Mündigkeit, jedes eigenverantwortliche Handeln als Mädchen abgesprochen. Meine Mutter war mir ein lebendes Beispiel dafür, was mich als Frau erwartete; das machte mir Angst und schreckte mich ab.«

Einige Magersüchtige haben schon früh am eigenen Leib erfahren, daß die Frau dem Mann gegenüber benachteiligt ist. Sie haben entweder das Gefühl gehabt, weniger wert zu sein als ihre Brüder, oder geglaubt, ihren Eltern den fehlenden, aber heißersehnten Sohn ersetzen zu müssen. Bis zur Pubertät gelingt es einigen, die Anforderungen zu erfüllen, die ihrer Ansicht nach den Wert eines Jungen ausmachen. Sie leugnen Angst und Schwäche, geben sich möglichst emotionslos, aber dafür um so vernünftiger. Sie sind leistungsorientiert und vor allem hart im Nehmen, bis das biologische Schicksal sie in der Pubertät einholt und sie nun unweigerlich dazu »verdammt« sind, eine Frau zu werden – es sei denn, sie halten die Entwicklung auf und werden magersüchtig.

Man könnte sagen, die Mütter Magersüchtiger haben die Rolle als Frau, wie unsere Gesellschaft sie definiert, angenommen, zumindest nach außen, und füllen sie fast immer auch perfekt aus. Ihre Töchter aber revoltieren dagegen und weigern sich, erwachsen zu werden, weil das Leben der Frau, mit der sie sich identifizieren, nämlich ihrer Mutter, ihnen nicht erstrebenswert erscheint. Den Traum, es einmal ganz anders zu machen und eine emanzipierte Karrierefrau zu werden, träumen einige eine Zeitlang. Erkennen sie aber die Diskrepanz zwischen ihrem Traumbild und der Realität, geben sie verzweifelt auf.

Der Boden ist bereitet, sich eine eigene Welt mit eigenen Gesetzen zu schaffen: die Welt des Hungerns. Man kann sagen, eine Funktion der Magersucht neben vielen anderen mehr ist der Protest gegen die Rolle der Frau in unserer Gesellschaft, die nach wie vor, trotz aller Fortschritte in den letzten Jahren, gegenüber dem Mann benachteiligt ist. Das bedeutet aber nicht, daß sie Frausein und Sexualität überhaupt ablehnen.

Eine Magersüchtige:

»Eines habe ich immer gewußt: daß ich niemals so leben wollte wie meine Mutter. Ich hatte das Bild einer starken, souveränen, hochintelligenten Frau vor mir, deren Karriere steil nach oben geht. Ich wollte eine Persönlichkeit werden, die weiß, was sie will, die ihre Ziele unbeirrbar und konsequent verfolgt, die immer voller Energie ist, die Mutlosigkeit und Verzweiflung ebensowenig kennt wie grauen Alltag. Eine Traumfrau wollte ich werden. Sie sollte geheimnisvoll, interessant, stolz und schön sein. Sie sollte alles sehr intensiv erleben und mit Elan tun, sich niemals mit Halbheiten zufriedengeben; sie sollte spontan und frei sein und Gefühle wie Angst und Eifersucht nicht kennen. Sie sollte nach Höherem streben und ein intensives Leben leben. Sie sollte niemandem gefallen wollen und niemandem nachlaufen. Sie sollte neugierig sein und vieles entdecken. In der Beziehung zu einem Mann sollte sie vor allem unabhängig und frei sein, ohne Besitzansprüche, ohne kleinliche Vorhaltungen; sie sollte eine Beziehung leben, in der sie nicht eingeengt wird, sondern sich immer weiter entfalten kann.

Die Diskrepanz zwischen meinem Wunschbild, der angstfreien Powerfrau und dem, wie ich mich tatsächlich verhalte und fühle, ist unerträglich groß. Im Prinzip sage ich damit nicht nur nein zu meiner Mutter, sondern auch zu mir. In diesem Bild haben die zwanzig Jahre, die ich bis jetzt gelebt habe, keinen Platz. Meine Realität ist im Vergleich zu meinem Traumbild so niederschmetternd anders, wie es schlimmer nicht sein könnte. Ich bin fast in allen Punkten genau das Gegenteil: Ich bin müde, geknickt, lustlos, ängstlich, verunsichert, verschüchtert, eifersüchtig, unfrei, zwanghaft und verkrampft, alles, nur nicht souverän und gelassen. Ich habe alle meine Sehnsüchte in dieses Wunschbild gepackt. Nun ist es total unerreichbar geworden.«

Einige Fragen an die Magersüchtigen unter den Leserinnen:

Wie beurteilen Sie das Leben Ihrer Mutter?
Möchten Sie auch einmal so leben wie sie?
Können Sie sich mit Ihrem Frausein identifizieren?
Welche Vorstellungen haben Sie von Ihrem Leben als Frau in unserer Gesellschaft?
Sind Sie neugierig auf Ihr Frauendasein, oder überwiegt die Angst?
Glauben Sie, daß Sie als Frau Männern gegenüber benachteiligt sind?

Zur wichtigsten Aufgabe der Frau in der Familie ist die Kindererziehung geworden. Es ist nicht erstaunlich, daß Frauen, vor allem wenn sie der Kinder wegen auf eine eigene Karriere verzichtet haben, innerhalb des allgemeinen Leistungsdenkens versuchen, wenigstens den Part, den die Gesellschaft ihnen zuteilt, mit Auszeichnung zu spielen. Kindererziehung wird zum Leistungsbeweis der Frau, zu ihrem persönlichen Prestige: das Ergebnis muß vorzeigbar sein. Es gehört zu den überkommenen Rollenmißverständnissen, daß der Mann sich kaum an der Erziehung beteiligt, aber jedesmal bei Schwierigkeiten oder Fehlschlägen der Frau die Schuld in die Schuhe schiebt.

Eine Magersüchtige:

»Mein Vater hält es für ganz natürlich, daß meine Mutter sich nur um ihn, die Kinder und den Haushalt kümmert. So hat sie zu seiner Verfügung zu sein, wann immer er es wünscht. Er lobt nie. Er kritisiert höchstens, wenn einmal etwas nicht so perfekt läuft, wie er es sich vorgestellt hat. Meine Mutter paßt sich meinem Vater völlig an und ordnet sich ihm unter.«

Und eine Mutter:

»Ich hatte schon in meiner Kindheit ein unheimliches Streben nach Erfolg, Sicherheit und Harmonie und glaubte, das alles nur in einer perfekt funktionierenden Familie zu finden. Dafür gab ich meinen Beruf und vielleicht sogar mich selbst auf. Ich investierte alles in die Familie, vor allem in die Erziehung meiner Kinder. Sie waren mir das Wichtigste. Für ihre Ausbildung und Bildung tat ich alles. Mein Ehrgeiz war, das Beste aus ihnen herauszuholen.«

Familiäre Einflüsse

Die Familien, aus denen Eßgestörte kommen, weisen auf den ersten Blick nichts Außergewöhnliches oder gar Negatives auf, ganz im Gegenteil. Es sind übliche Mittelstandsfamilien. Manche erwecken sogar den Anschein, »Bilderbuchfamilien« zu sein. Pflichtbewußtsein, Leistungsorientierung, Sparsamkeit und Ordnung prägen den Familienstil. Gesellschaftliche Normen werden groß geschrieben. Die meisten Eltern sind überzeugt von der Richtigkeit ihrer Familienführung, ihres Lebens- und Erziehungsstils, schließlich halten sie sich an das, was die Gesellschaft als richtig und erstrebenswert vorgibt. Diese Eltern – sie haben Moral und Ordnung verinnerlicht – wissen sehr genau, was man tut und was man nicht tut, was sich gehört und was nicht, was richtig und falsch ist, was natürlich und unnatürlich, normal und anormal ist.

Beliebte Sprüche im Umgang mit ihren Kindern sind:

»Ordnung ist das halbe Leben.«
»Ohne Fleiß kein Preis.«
»Wer einmal lügt, dem glaubt man nicht.«
»Kinder widersprechen nicht.«
»Ein tapferes Kind weint nicht.«
»Früher war alles ganz anders.«
»Wir hatten weniger und waren dankbarer.«
»Was man anfängt, muß man auch durchhalten.«
»Wer Anlagen hat, ist dazu verpflichtet, sie zu nutzen.«
»Arbeit und Pflichterfüllung sind der Sinn des Lebens.«
»Es ist ein Unterschied, ob ein Erwachsener etwas sagt oder ein Kind.«
»Wir haben früher unsere Eltern geehrt.«
»In unserem Haus kommt so etwas nicht in Frage.«
»Gefühle zeigt man nicht.«
»Der Intellekt bestimmt die Tat.«
»Sich anderen Menschen zuwenden, bedeutet Verrat an denen, die man liebt.«
»Was Eltern tun, ist immer richtig, was immer es ist, sie tun es aus Liebe.«

Eine Patientin:

»Alles, was in unserer Familie passiert, ist geregelt, vom frühen Morgen bis zum späten Abend, so war es früher, und so ist es auch noch heute. Wir müssen fragen, wenn wir Kaffee kochen, wenn wir ein Brot oder einen Yoghurt essen wollen. Alles im Kühlschrank ist für irgendeinen Anlaß be-

stimmt. Die vier Yoghurts, von denen ich nachts manchmal gern einen gegessen hätte, sind für den Nachtisch am nächsten Tag, ich weiß das. Es gelten ungeschriebene Gesetze allüberall, und ich rühre nichts an, was mir nicht zugeteilt ist. Freunde anrufen geht nicht, Telefongespräche, die sich vermeiden lassen, sollten auch nicht geführt werden. Ich durfte meinen Schulranzen nicht im Treppenhaus abstellen. Zeit für Hausaufgaben war nach dem Mittagessen. Gebadet wurde nur samstags. Die Spülmaschine mußte ausgeräumt werden, wenn sie fertig war, egal zu welcher Tageszeit. Die Küche wurde sauber gemacht, sobald man fertig gegessen hatte, egal, was man sonst vorhatte. Unterhosen mußten ebenso wie Handtücher gebügelt werden. In der Stadt einen Kaffee trinken, war unnötig, zu Hause gab es ihn billiger. Fahrräder mußten abgeschlossen werden, wenn man sie auch nur Sekunden abstellte. Das Gartentor mußte immer zu sein. Widerworte gegen Erwachsene, speziell meine Eltern, waren schändlich, Blockflötenunterricht unerläßlich, ebenso wie das Nachtgebiet, das ausfiel wie der Gutenachtkuß, wenn man etwas angestellt hatte. Hagebuttenmarmelade gab es nur im Winter, Kuchen und Frühstückseier nur sonntags; jeden Morgen vier Toastbrote und samstags Brötchen. Töpfe durften nicht in die Spülmaschine. Freitags wurde geputzt. Eine volle Badewanne war unnötig, eine halbvolle tat es auch. Der Kaffeekonsum war zu teuer, mit soundsoviel Kaffee mußte man soundso lange auskommen. Eine Welt ohne Ordnung ist Chaos, deshalb bezeichnet meine Mutter meinen Bruder und mich oft als Chaoten; mein Bruder mag nämlich Frühstückseier auch unter der Woche.«

Die meisten Familien kapseln sich gegen die Außenwelt ab. Gesellschaftliche und verwandtschaftliche Verpflichtungen werden, soweit nötig, wahrgenommen, ebenso Theater-, Konzert- und Opernbesuche. Die Eltern haben selten Freunde; Spontaneität ist nicht ihre Stärke. Alles ist geregelt und fixiert. Überraschende Besuche, selbst von Spielkameraden, sind nicht erwünscht. Viele Mütter managen auch die Terminkalender ihrer Kinder und sorgen dafür, daß alles perfekt eingehalten wird.

Auf gemeinsame Mahlzeiten wird viel Wert gelegt. Individualität und Eigenständigkeit einzelner Familienmitglieder sind nicht selten verpönt. Eine eigene Meinung vertreten, die nicht mit der der anderen konform geht, verstößt bei vielen bereits gegen den familiären Sittenkodex und kommt darum kaum vor. Trotz allen Einheitsstrebens fehlt es aber an vertrauensvoller Verbundenheit und Intimität untereinander. Die familiären Umgangsformen sind häufig eher ritualisiert als spontan. Vernunft steht über allem; Emotionen werden kaum unmittelbar zum Ausdruck gebracht, höchstens in beherrschter und verbrämter Form, selbst Freude. Man scheut jede direkte Aussprache oder gar Auseinandersetzung. Bei aller nach außen demonstrierten Nähe fehlt es an spontaner Herzlichkeit und Vertrautheit zwischen den einzelnen Familienmitgliedern.

Eine Magersüchtige:

»Bei uns zu Hause wurde niemals gestritten. Das hätte den Familienfrieden gestört. Aber unsere Stimmung war alles andere als gelöst und heiter, sie war fast immer gespannt und bedrückend. Jedes Wort wurde auf die Goldwaage gelegt, Kritik nie offen ausgesprochen. Diskussionen im Kreis der Familie fanden niemals statt. In meiner Familie passierte fast alles hinter dem Rücken dessen, der gerade nicht anwesend war. Man erfuhr niemals genau, was wer im einzelnen wußte. Gefühle wurden bei uns nicht gezeigt – höchstens in Form von Angst und Enttäuschung. Eigentlich gab es überhaupt keine Gemeinschaft.«

Die Beziehungen der einzelnen Familienmitglieder untereinander sind besonders problematisch. Häufig spielen die Großeltern noch eine erstaunlich beherrschende Rolle, die ihnen nicht zukäme, wenn die Eltern sich von ihnen gelöst hätten, spätestens als sie ihre eigene Familie gründeten. Manche Eltern buhlen bis zum heutigen Tag um Lob und Anerkennung der Großeltern mit eigenen guten Leistungen und tadellosem Funktionieren.

Eine Patientin:

»Eine zentrale Rolle in unserer Familie spielt meine Großmutter, die Mutter meines Vaters. Keines ihrer Kinder wagt es bis heute, Kritik an ihr zu üben. Sie dagegen kann äußern, was sie will. Sie setzt nicht nur sich, sondern leider auch ihre Kinder und Enkelkinder unter einen unglaublichen Leistungsdruck, körperlich und geistig. Sie ist schlank, hält sich topfit, geht täglich zum Schwimmen, macht Gymnastik, fährt Ski und ißt extrem wenig. Sie verurteilt alle Menschen, die nicht so leben wie sie, die vor allem die Schule und Arbeit nicht als das Höchste und Schönste auf dieser Welt ansehen. Was zählt bei ihren Enkelkindern, ist Leistung. Sie sollen möglichst danach streben, es im Leben zu etwas bringen. Jede Art von Fernsehen lehnt sie ab. Sie legt nur Wert auf ›höhere Werte‹. Entweder Menschen stehen unerreichbar über ihr oder sie werden ignoriert, weil sie nicht ihren Vorstellungen entsprechen. Meine Mutter hat, solange sie verheiratet ist, unter ihr gelitten. Meine Großmutter weiß besser als sie, wie man einen Haushalt führen muß, für Sparsamkeit und Ordnung sorgt, Kinder erzieht, und vor allem: wie man mit ihrem Sohn, meinem Vater, umzugehen hat.«

»Meine Großmutter hatte den Anspruch, unbedingter Mittelpunkt zu sein. Sie war dominierend und riß alles an sich, auch in meiner Familie. Sie hat sich grundsätzlich in die Erziehung ihrer Enkelkinder eingemischt. Es kam oft zu Spannungen zwischen ihr und meiner Mutter. Mein Vater stand dann natürlich immer auf der Seite meiner Großmutter; er vergötterte

sie und fand ihre Erziehungsmethoden besser als die meiner Mutter. Er bildet sich ein, ein besonders gutes Produkt der Erziehungskünste meiner Großmutter zu sein. Ich glaube, mein Vater hat sich bis heute nicht von seiner Mutter gelöst. Auch noch heute tut er alles, um von ihr gelobt und anerkannt zu werden.«

Einer »natürlichen« Ordnung entsprechend gehören Großeltern auf eine Ebene, Eltern auf eine andere und Kinder wiederum auf eine andere, jeweils mit unterschiedlichen Rechten und Pflichten. Nicht nur in bezug auf die Großfamilie, sondern auch innerhalb der Kleinfamilie wird diese Ordnung oft nicht gewahrt. Es finden Grenzüberschreitungen statt, entweder, weil die Eltern sich noch nicht von den Großeltern gelöst haben oder aber, weil Bündnisse über die verschiedenen Ebenen hinweg geschlossen werden. Der Vater steht auf seiten seiner Mutter statt auf seiten seiner Frau; die Mutter verbündet sich mit den Kindern gegen den Vater, der Vater mit den Kindern gegen die Mutter oder der Vater mit einem Kind und die Mutter mit einem anderen Kind gegeneinander, so daß die Familie gespalten ist. Häufig wechseln die Bündnisse je nach Bedarf. Die Kommunikation der Eltern bezieht sich hauptsächlich auf Sorgen und Ängste hinsichtlich der Kinder und weniger auf ihre eigene Partnerschaft.

Die Geschwister leben zwar unter einem Dach, kennen sich aber häufig kaum und wissen nicht viel voneinander. Konkurrenz und Rivalität herrschen vor. Fast nie fühlen sie sich solidarisch und verbünden sich gar gegen die Eltern. Ihre Beziehungen zueinander laufen, wenn überhaupt, dann höchstens über die Mutter. In manchen Familien, so scheint es, gibt es offenbar keine Beziehung, in die die Mutter sich nicht einmischt. Sie hält die Fäden in der Hand. Es hängt von ihr ab, inwieweit sich eine Beziehung, auch zu Freunden, entwickelt oder ob sie überhaupt existieren darf.

Persönlichkeit der Magersüchtigen und bulimisch Kranken

Eßgestörte Menschen spielen in dem Beziehungsdschungel ihrer Familie eine entscheidende Rolle, nicht erst seit ihrer Erkrankung, sondern meistens schon, solange sie leben. Einige werden allerdings erst nach der Scheidung der Eltern zum Partnerersatz oder nach dem Tod eines Elternteils. Eine Magersüchtige ist häufiger mit der Mutter verbündet, seltener mit dem Vater, was nicht heißt, daß sie sich nicht nach einer Beziehung zu dem Vater sehnt.

> Die Beziehung Mutter–Tochter kann so eng sein, daß sie wie eine Symbiose erlebt wird, sowohl von seiten der Magersüchtigen als auch der Mutter.

Magersüchtige berichten dazu:

»Meine Mutter legte mich für alle Ewigkeit fest und engte mich ein. Sie ignorierte meine individuellen Eigenschaften, die mich von ihr unterschieden. Ich durfte nicht anders fühlen, denken, reagieren als sie. Ich durfte nicht anders sein. Meine Mutter empfand uns als Einheit, und das sollte so bleiben.«

»Ich fürchte, daß ich durch eine unsichtbare Kraft mit meiner Mutter zusammengekettet bin und folglich immer den gleichen Weg wie sie einschlagen muß. Einen anderen Weg für mich zu finden, kann ich mir nicht vorstellen. Ich habe Angst, immer wieder auf die alte Bahn, die meine Mutter nie verlassen hat, zurückgezogen zu werden.«

»Besonders eng war die Beziehung meiner Mutter zu mir. Ich frage mich, ob sie mich jemals als ein eigenes Wesen betrachtet hat. Wir waren eine Einheit: meine Mutter war ich, und ich war meine Mutter. In meiner Magersucht fand ich zum erstenmal etwas, was mir allein gehörte.«

»Ich wurde niemals wie ein Kind behandelt. Ich fühlte mich verantwortlich für meine Familie. Ich übernahm die Rolle meines Vaters, als er unsere Familie verlassen hatte. Ich half meiner Mutter, wann und wo immer ich nur konnte, ich stand zu ihr und tat alles in der Hoffnung, dafür geliebt zu werden.«

Viele der später Eßgestörten fühlen sich für alle und alles verantwortlich. Sie glauben, verantwortlich zu sein für das Glück der Mutter, die Aufrechterhaltung der Ehe der Eltern, das Benehmen der Geschwister, den Familienfrieden und die Familienharmonie.

Magersüchtige und bulimisch Kranke lassen sich in Bündnisse und Verantwortlichkeiten locken, die ihnen nicht entsprechen und sie überfordern. Manchmal hat man sogar den Eindruck, sie wurden ein Leben lang mißbraucht. Doch nicht jedes Kind läßt sich locken oder mißbrauchen; Eßgestörte tun es. Warum? Vielleicht, weil es leichter für sie ist, für andere zu leben und sich für andere verantwortlich zu fühlen als für sich selbst. Doch diese Erklärung reicht nicht aus. Magersüchtige und bulimisch Kranke hungern permanent nach Anerkennung und Liebe. Sie leben in der Überzeugung, daß sie sich ihr Leben und Liebe erst verdienen müssen. Sie zahlen dafür einen hohen Preis, indem sie sich selbst verleugnen. Sie achten nicht auf sich und ihre eigenen Bedürfnisse. Sie versuchen, von Ausnahmen abgesehen, mit ausgezeichneten Leistungen, perfektem Funktionieren und guten Manieren ein Vorzeigekind zu sein; sie wollen die Eltern niemals enttäuschen, ihnen keine Probleme machen, im Gegensatz zu manch einem Geschwister. Sie versuchen mit allen Mitteln, dem Bild, das die Eltern von ihnen haben, zu entsprechen. So geben sie sich selbstsicher, auch wenn sie große Angst haben. Sie sind heiter, weil ihre Eltern fröhliche Kinder verdienen. Sie streben nach immer noch besseren Leistungen, hetzen durch ihre Tage, verplanen die Zeit vom frühen Morgen bis zum späten Abend mit Aktivitäten, die »etwas bringen« und sinnvoll sind. Für Freundschaften, Fernsehen, Discobesuche, Entspannung bleibt kaum Zeit.

Betroffene über sich selbst:

»Mein Leben läuft automatisiert, von meiner Person entfremdet ab. Die Situation, in der ich bin und lebe, ist niemals das Leben gewesen, das ich mir gewünscht habe und das ich wollte. Ich habe das Gefühl, keinen Einfluß darauf nehmen zu können; machtlos sehe ich zu, wie ich von Umständen gelebt werde und dabei immer mehr zugrunde gehe.«

»Ich glaube, daß meine Mutter von klein auf große Erwartungen an mich gestellt hat und ein ziemlich genaues Bild von mir hatte, wie ich werden sollte. Ich versuchte alles, um diesem Bild zu entsprechen. Meine Mutter wußte, was gut und richtig ist, und bestimmte alles. Sie läßt mir keinen Raum für eine eigene Entfaltung.«

»Ich lebe meine Rollen inzwischen schon so perfekt, daß ich gar nicht mehr weiß, was ist Rolle und was bin ich selbst. Meine Familie wollte mich so, und so bin ich dann auch geworden: selbstsicher, cool, niemals schwach und ohne Angst. Aufkommende Zweifel, nicht so zu sein, habe ich sofort wegdiskutiert, auch vor mir selbst. Heute weiß ich nicht mehr, wer ich bin. Ich komme mir vor wie ein Marathonläufer, dem es zuviel geworden ist. Ich kann nicht mehr. Ich fühle mich so maßlos erschöpft. Ich muß mich einfach hinsetzen und darüber nachdenken, wo ich selbst geblieben bin.«

»Ich hatte immer das Gefühl, ich müßte mir das Leben überhaupt erst verdienen, etwas leisten, etwas bringen, um überhaupt leben zu dürfen. So mußte ich jeden Tag früh aufstehen, sonst hatte ich meinen Tag bereits schuldig begonnen. Jeden Tag wuchs die Angst, nicht mehr mithalten zu können mit den Ansprüchen, die die anderen an mich stellten.«

»Ich muß kämpfen: gegen meinen eigenen Schatten, gegen das falsche Selbst, aber ich muß auch kämpfen gegen dieses Phantom in den Köpfen meiner Mitmenschen. Ich habe meine Umwelt, vor allem aber mich, jahrelang belogen. Alle wollten dieses Bild lieber; sie wollten mich nicht so, wie ich bin; sie haben diesem Bild getraut und daran geglaubt.

Ich muß jetzt für meine Chance kämpfen und gegen dieses Phantom in mir und in den Köpfen der anderen. Manchmal habe ich das Gefühl, wie es der stärkste Mann der Welt haben könnte, wenn er auf einmal kein Kilo mehr heben kann, es vielleicht auch gar nicht mehr will. Ich will endlich ich sein und nicht mehr die Starke, die alles kann. Ich habe mich verantwortlich gefühlt für das Leben meiner Mutter. Jetzt fange ich an zu begreifen, daß ich das nicht mehr muß.«

»Ich empfand es früher als eine große Hilfe, mein Leben durch ein immer enger werdendes Kontroll- und Regelsystem in den Griff zu bekommen. Regeln und Gesetze bedeuten für mich Hoffnung auf Erfolg und Anerkennung. Es wäre mir niemals in den Sinn gekommen, daß diese Gesetze und Regeln mein Leben nicht aufgebaut, sondern eingeschränkt und schließlich erstickt haben.«

Magersüchtige wissen nicht, wer sie sind. Sie haben sich so sehr den Vorstellungen, Normen und Meinungen der anderen angepaßt, sich immer so verhalten, wie andere es von ihnen erwarteten, daß sie den Zugang zu sich selbst verloren haben. Sie haben Angst vor dem Leben außerhalb der Familie, vor der Auseinandersetzung mit anderen Menschen und vor Beziehungen.

Betroffene dazu:

»Manchmal denke ich, ein Grund für mein Dünnsein ist das Gefühl, daß ich nur einen möglichst geringen Raum für mich einnehmen darf. Ich fühle mich unwichtig und unbedeutend. Ich habe meinen Körper meinem Gefühl von mir angeglichen und mich leichtgewichtig gemacht. Ich habe mich in allem zurückgenommen: mit meiner Gestalt, meinem Gewicht, meiner Persönlichkeit. Ich hatte niemals einen eigenen Raum, in dem ich mich hätte entfalten können. Dazu wäre die Trennung von meiner Mutter notwendig gewesen, wenigstens ein ganz kleines Stückchen hätte ich mich von ihr entfernen müssen. Bisher war ich dazu nicht in der Lage. Immer, wenn ich es einmal zaghaft versuchte, entzog sie mir sofort ihre Liebe. Das konnte ich nicht aushalten und rannte schnell zu ihr zurück.«

»Im Grunde fürchte ich mich vor Beziehungen. Ich habe Angst, mich preiszugeben und verletzt zu werden. Diese Angst kann ich nur durch extreme Anpassung mildern. Im Grunde bin ich zutiefst mißtrauisch und nicht die, die ich vorgebe zu sein: immer heiter, immer lustig, ein geselliger Mensch. In meinem tiefsten Inneren bin ich unsicher, unselbständig und voller Ängste. Ich überspiele alles und täusche ein starkes Auftreten vor, auch vor mir selbst. Ich tue immer nur das, von dem ich weiß, daß es meine Umwelt sehen und hören will. Meine Ängste und meine Gefühle, alles das dränge ich weit zurück.«

»Ich kann Konflikte mit anderen Menschen nicht ertragen. Alle müssen mich lieben, mich gut finden, mich akzeptieren. Nur so kann ich leben.

Ich bekomme meinen Wert von außen, aus mir selbst bin ich nichts. Ich habe den Drang, ständig im Rampenlicht zu stehen; wenn sich nicht alles um mich dreht, fühle ich mich leer und ziehe mich zurück. Ich werde schlaff und inaktiv, ich spiele die Beleidigte, Vergeistigte, Kranke oder Melancholische; ich brauche dauernd Bestätigung, sonst fühle ich mich nicht wohl, sonst kann ich nicht existieren. Ich möchte von allen geliebt werden. Es ist wie eine Gier, und diese Gier wird immer größer.«

Aus diesen Zitaten wird besonders deutlich, daß alle altruistisch anmutenden Verhaltensweisen Eßgestörter ein Ziel haben, nämlich sich Liebe, Anerkennung und Aufmerksamkeit zu verschaffen.

Im Verlauf der Krankheit kann sich dieses Verhalten aber auch in das Gegenteil umkehren: Dann stören Magersüchtige und Bulimikerinnen ganz bewußt den Familienfrieden, sie werden streitsüchtig und aggressiv, vor allem den Müttern gegenüber, benehmen sich besonders anspruchsvoll und erweisen sich als ausgesprochen egozentrisch.

Die Zeit der Pubertät

Die meisten Eßgestörten erkranken zwar in der Pubertät; Eßstörungen aber als Pubertätskrise abtun zu wollen, wäre eine gefährliche Verharmlosung. Der Krankheitsbeginn kann auch zu einem späteren Zeitpunkt sein, und Magersucht und Bulimie hören nicht wie von selbst mit dem Ende der Pubertät auf. Die Lebensphase zwischen Kindheit und Erwachsenendasein ist für jeden jungen Menschen eine kritische Zeit. Es kommt zu Veränderungen in fast allen entscheidenden Bereichen. Neben der biologischen Reifung soll sich Mündigkeit entwickeln, soll der junge Mensch fähig werden, sein Leben eigenverantwortlich in die Hand zu nehmen.

Es verwundert nicht, wenn es während dieses komplexen Prozesses zu Irritationen kommt oder auch zur Manifestation psychischer Erkrankungen. Die Übergänge sind fließend. Ängste, Stimmungsschwankungen, Entwicklungsstagnationen und Rückschritte können vorübergehend oder aber die ersten Anzeichen ernster psychischer Krankheiten sein. Die Zahl derer, die während der Phase der Pubertät von zu Hause weglaufen, steigt erschreckend an; ebenso sind Suizidversuche keine Seltenheit. Alkohol, Drogenmißbrauch, Phobien, Zwangskrankheiten, aber auch Gemüts- und Geisteskrankheiten können in der Pubertät ihren Anfang nehmen. Junge Menschen, deren Entwicklung bis zur Pubertät bereits problematisch verlaufen ist und die im Vergleich zu Gleichaltrigen mit erheblichen Defiziten die Phase der Pubertät beginnen, sind besonders gefährdet, psychisch krank zu werden. Dazu zählen auch die später an einer Eßstörung Erkrankten, obwohl viele von ihnen den Anschein erwecken, als wäre ihre Entwicklung bis dahin geradezu perfekt verlaufen. Doch der Schein trügt. Die meisten »funktionieren« zwar, oberflächlich betrachtet, ausgezeichnet. Sie erfüllen ihre Pflichten perfekt und entsprechen den Erwartungen, die man an sie stellt, nur zu gut. In ihrem Inneren aber empfinden sie meistens eine tiefe Ohnmacht. Sie haben Angst vor einer nebulösen, unsicheren Zukunft; sie fürchten, den Anforderungen des Erwachsenenlebens, das vor ihnen liegt, nicht gewachsen zu sein; sie fühlen sich ohne ihre Familie nicht existenzfähig und glauben, notwendige Entscheidungen, wie etwa die Entscheidung für eine bestimmte Ausbildung nach Schulabschluß, nicht treffen zu können. Sie gehen kaum Beziehungen außerhalb ihrer Familie ein, aus Angst, sich preiszugeben und verletzt zu werden, und/oder weil sie an die Zuneigung anderer Menschen übertriebene Ansprüche stellen. So ziehen sie sich oft zurück und vermeiden damit zwar Enttäuschungen, berauben sich aber zugleich der Chance, zusammen mit Gleichaltrigen diese schwierige Phase zu bewältigen.

Alles, was nicht klar definiert, nicht eindeutig als richtig oder falsch zu beurteilen ist, was sich nicht kontrollieren und messen läßt, nicht vertraut und voraussagbar ist, löst Angst aus. Selbstverständlich zählt die körperliche Entwicklung in der Pubertät dazu.

In der Fachliteratur wird der Ablehnung der Weiblichkeit und Sexualität für die Entstehung der Magersucht eine wichtige Bedeutung zugesprochen. Wir sind nicht dieser Meinung. Nach unserer Überzeugung sind das Vorbild der Mütter und der Umgang mit Sexualität in der Familie für die Einstellung entscheidend. Die meisten Mädchen werden nicht aufgeklärt, oder sie erfahren höchstens einige technische Details, die Angst machen und nicht dazu angetan sind, ein Leben als Frau anzustreben. Männer werden als »Unholde« geschildert, die nur darauf aus sind, eine Frau »herumzukriegen« und sie zu verführen.

Viele Magersüchtige beschreiben ihre Mütter als unerotische, vernunftorientierte Frauen, die ihnen Liebe und Sexualität als etwas Schmutziges, Bedrohliches und Entwürdigendes vermitteln. Väter scheinen dagegen eher Emotionen und erotisches Interesse zu zeigen, das aber von den Müttern nicht selten abgewehrt wird. Hören wir diesen Müttern zu, so erfahren wir, daß auch sie Opfer ihrer Erziehung sind.

Eine Mutter:

»Moralvorstellungen einer Zwanzigjährigen 1962 (und noch lange danach!): Aufbewahren bis zur Ehe. Sexualität dient der Fortpflanzung, sonst ist man eine Nutte. Für Männer gibt es zwei Sorten von Frauen: die eine heiratet man, die andere ist für voreheliche Erfahrungen gut. Die, mit der man Erfahrungen gesammelt hat, heiratet man nicht, denn sie wurde minderwertig. Echte Liebe dauert ewig, nichts kann sie erschüttern, sonst war sie nicht echt. Eine Frau wartet, bis sie vom Mann wahrgenommen wird. Der Mann muß die Frau umwerben; je länger er das tut, um so intensiver ist die Liebe.«

Unsinnlichkeit und Prüderie herrschen in vielen dieser Familien vor. Es gibt aber auch eine als besonders fortschrittlich und aufgeklärt empfundene Freizügigkeit, die sich darin äußert, daß sich alle Familienmitglieder ungeniert nackt voreinander in der Wohnung oder am Strand bewegen, häufig ein Gebot, auf das alle Familienmitglieder verpflichtet werden. Daß dabei das gerade in der Zeit der sexuellen Entwicklung aufkommende Schamgefühl eines jungen Menschen grob mißachtet und verletzt werden kann, wird nicht wahrgenommen. Offene Türen, gemeinsame Benutzung des Badezimmers und scherzhaft gemeinte Bemerkungen über die körperliche Entwicklung der Jugendlichen können für diese zum Alptraum werden.

Manche Väter betrachten die körperliche Entwicklung ihrer Töchter mit unverhohlener Neugier und einer Art Freude, die für die heranwachsenden Mädchen ungewohnt, unerklärlich, auf jeden Fall aber angstmachend wirken. Inzestuöse Tendenzen sind auch Vätern der gebildeten Schichten nicht fremd.

Es überrascht nicht, daß die Magersucht diesen jungen Menschen als Verheißung und Rettung erscheinen muß. Die Magersucht hält diese Entwicklung auf, verhindert das Erwachsenwerden und schützt vor Unsicherheit. Diese Krankheit blendet und vermag lange Zeit trügerische Vorstellungen wie »Magesucht macht sicher, stark und mächtig«; »Magersucht gibt Halt und Lebensinhalt«, »Magersucht ist der Weg zu etwas Besonderem« zu bestätigen und zu verstärken.

Schlußbemerkung

Das Kapitel über die Ursachen der Magersucht und Bulimie mag für manche Betroffene, vor allem für einige Mütter, sehr unbefriedigend sein und ihre Ratlosigkeit nicht vermindern. Gesellschaftliche Entwicklungen, modische Trends in bezug auf Eßverhalten und Schönheitsideale und schließlich die Pubertät – das mag ja für eine fachpsychologische Betrachtung der Krankheit Gültigkeit haben, das alles erklärt aber nicht, warum ich magersüchtig bin, warum ein Kind magersüchtig geworden ist. Ist unsere Familie wirklich so schlimm, unser Erziehungsstil krankmachend, mein Verhalten meiner Tochter gegenüber die Ursache dafür, daß sie nichts mehr ißt oder alles erbricht? Die Probleme der Pubertät mußte jeder von uns bewältigen, erwachsen werden mußten wir schließlich alle einmal. Haben nicht viele junge Menschen die gleichen Schwierigkeiten, die gleichen Träume von der überlegenen, erfolgreichen Persönlichkeit, der nichts etwas anhaben kann? Und sollten alle Werte wie Leistung, Ordnung, Anpassung, familiärer Zusammenhalt auf einmal nicht mehr gelten, sogar krankmachend sein? Und manche Mutter wird hinzufügen: Warum gerade diese Tochter? Ich habe doch alle meine Kinder gleich erzogen, gleich geliebt! Manche mag spontan zu dem Schluß kommen, daß all das über die Ursachen der Eßstörung Gesagte modernes psychologisches Geschwafel sei.

Dagegen steht die Realität von Magersucht und Bulimie und auch die Tatsache, daß trotz vielfältiger Bemühungen organische Ursachen nicht nachgewiesen werden konnten, auch nicht mit modernen Untersuchungsmethoden. Es gibt keinen Erreger, keine Entartung von Zellgewebe.

Magersucht und Bulimie sind Krankheiten mit seelischen Ursachen. Es besteht kein Zweifel, daß in dem Bedingungsgefüge die Persönlichkeit der Betroffenen und die Konstellation ihrer Familien eine besonders wichtige, nach unserer Überzeugung die entscheidende Rolle spielen.

Eßgestörtsein erfordert viel Kraft und Energie. Schwächliche, antriebsarme junge Menschen werden nicht magersüchtig. Würde die gleiche Kraft und Beharrlichkeit in die Verwirklichung von erträumten Zielen investiert, so könnte man ohne Zögern eine erfolgreiche Lebenskarriere voraussagen. In der Magersucht wird diese Kraft auf das Hungern konzentriert, um vordergründiger Ziele willen, oder weil die Erfüllung der Träume die Familie sprengen oder Undankbarkeit den Eltern gegenüber ausdrücken würde oder weil dann die Liebe der Eltern verlorengehen könnte. In der Bulimie wird immense Energie in die Nahrungsbeschaffung, das heimliche Verschlingen und wieder Loswerden der Nahrung gesteckt. Warum ein junger

Mensch seine Kraft in die Eßstörung fehlinvestiert, kann nur im Verlauf einer Therapie geklärt werden. Die Ursache liegt also letztlich in der Betroffenen selbst. Nur sie kann im Verlauf einer Behandlung erkennen, warum sie diesen Weg, diese Sprache gewählt hat.

Eltern müssen lernen, Fragen nach ihrem Wertsystem, nach dem Erziehungsstil, nach der Beziehung zu ihrem krank gewordenen Kind zuzulassen. Beide, nämlich die Betroffene und ihre Eltern, müssen vor allen Dingen lernen, daß Liebe und geliebt werden nicht heißt, in allen Dingen des Lebens einig und gleicher Meinung zu sein. Wer das Recht auf Eigenständigkeit auch in einer engen Beziehung bewußt zuläßt, hat einen wichtigen Teil im Ursachengefüge der Eßstörung erkannt.

Anleitung für eine Selbstanalyse

Wir haben im letzten Kapitel versucht, mögliche Bedingungen, die zu einer Eßstörung führen und sie aufrechterhalten können, zu beschreiben. Die Ursachen der Magersucht und Bulimie lassen sich jedoch nicht exakt definieren und auflisten. Nicht für alle, die an Magersucht oder Bulimie erkranken, gelten dieselben Bedingungen, wenn auch die krankmachenden Faktoren in den gleichen großen Bereichen Gesellschaft, Familie und persönliche Entwicklungsgeschichte zu suchen sind. Es ist viel gewonnen, wenn es uns gelungen ist, Sie für die Vielschichtigkeit der Ursachen zu sensibilisieren; wenn Sie nicht länger daran festhalten, die Problematik auf »Eßstörung« und »Schlankheits-Tick« zu reduzieren; wenn Sie begreifen, daß viel geschehen mußte, bevor Sie magersüchtig oder bulimisch geworden sind, und daß sich hinter einer perfekten Fassade ein trauriger Mensch verbirgt, der dringend Hilfe braucht.

Machen Sie sich auf den Weg, sich und Ihre Familie näher kennenzulernen und sich ein wenig mehr zu verstehen. Laufen Sie nicht länger weg vor Ihrer Vergangenheit und beschönigen Sie nicht alles, was in Ihrer Kindheit war.

Offenbar neigen wir alle dazu. Man trifft selten einen Erwachsenen, der seine Kindheit nicht als glücklich beschreibt, es sei denn, es lassen sich Kriegswirren oder andere schwere Schicksalsschläge für das Unglücklichsein in der Kindheit verantwortlich machen.

Viele werden sagen: Warum dieses Wühlen in der Vergangenheit? Was geschehen ist, ist geschehen. Will man nicht doch auf Umwegen den Schuldigen entlarven oder Probleme zerreden, statt vorwärts zu gehen? Es mag sein, daß es Menschen gibt, die niemals über sich nachdenken und scheinbar gut damit fahren. Überprüfen läßt sich das allerdings nicht. Nicht jeder, der, oberflächlich betrachtet, psychisch gesund ist, lebt auch ein Leben, wie er es nach seinen Möglichkeiten könnte. Deformierte Leben wirken auf den ersten Blick nicht unbedingt krank.

Magersucht und Bulimie sind aber schwere Krankheiten, die es zu bewältigen gilt. Es muß sich einiges verändern in Ihnen und in Ihrer Familie. Eingefahrene Verhaltensweisen, Ansichten und Einstellungen sollten neu reflektiert werden. Es ist notwendig, die Zusammenhänge zu erkennen, die zur Krankheit geführt haben, und zu begreifen, was in der Vergangenheit geschehen ist. Wir halten es für wertvoll, wenn Sie sich zunächst allein auf den Weg machen, auf den Weg zu sich selbst und in Ihre Vergangenheit. Später benötigen Sie dann einen Therapeuten, der Ihnen zuhört, Fragen stellt, Unklares zu klären versucht und der sich vor allem mit Ihnen auf die Suche macht, neue Wege für eine Lebensbewältigung zu finden.

Das vorausgegangene Kapitel sollte Ihnen eine Hilfe sein, über sich und Ihre Familie nachzudenken. Lesen Sie es noch einmal durch. Vielleicht stoßen Sie auf einiges, womit Sie sich identifizieren können. Unterstreichen Sie es. Schreiben Sie Ihre persönlichen Gedanken dazu auf. Versuchen Sie beim Lesen vor allem, sich von der Vorstellung zu lösen, daß Ihr Leben doch viel unproblematischer verlaufen und alles doch gar nicht so schlimm gewesen ist wie beschrieben; daß Ihre Eltern im Grunde doch die tollen Freunde sind, die Sie sich immer erträumt haben, und daß Ihre Familie so intakt und harmonisch ist, wie es sich so manches Kind gewünscht hätte.

Wir möchten nicht nur die Eßgestörten unter den Lesern motivieren, ihre Lebensgeschichte aufzuschreiben, sondern auch die Eltern. Sicher ist es gut, wenn Sie sich noch einmal Gedanken über das Leben Ihres Kindes machen. Vielleicht sehen Sie heute manches mit anderen Augen. Vielleicht erkennen Sie, daß all das problemlose, gute Funktionieren Ihrer Tochter doch nicht so positiv zu beurteilen ist. Vielleicht spüren Sie die Angst und die Unsicherheit, die sich dahinter verbergen. Aber denken Sie auch über sich selbst nach, über Ihre Vergangenheit und die Familie, aus der Sie kommen. Wir wissen von vielen Eltern, wie lohnend das sein kann. Viele haben erkannt, daß sie ganz ähnliche Probleme, Ängste und Schwierigkeiten haben wie ihre Töchter, obwohl sie selbst nicht krank geworden sind. Es ist niemals zu spät, zu erkennen und zu verändern, sich von Fesseln und Klischees zu befreien, die das Leben einengen, aber nicht bereichern.

Müssen auch Sie sich Liebe verdienen?
Müssen auch Sie möglichst perfekt funktionieren?
Müssen auch Sie von morgens bis abends nur Sinnvolles tun?
Dürfen auch Sie sich nicht ohne Grund entspannen?
Dürfen auch Sie niemals Schwächen zeigen?

Wir wenden uns im folgenden mit unseren Vorschlägen zum Kennenlernen des eigenen Ich an die Erkrankten und an die Eltern. Es ist gut, wenn Sie einfach irgendwo anfangen, in Ihre Lebensgeschichte einzusteigen. Beginnen Sie mit den ersten Erinnerungen oder damit, was Ihnen gerade einfällt. Achten Sie nicht darauf, chronologisch zu schreiben. Denken Sie nicht darüber nach, was wichtig und unwichtig sein könnte, sinnvoll oder weniger sinnvoll, sondern schreiben Sie einfach drauflos. Wenn Sie mögen, können Sie in einem zweiten Durchgang einiges hinzufügen, vertiefen, vielleicht auch anders formulieren.

Weil wir wissen, daß einige sich gern an eine Struktur halten, wollen wir Ihnen einen Leitfaden geben, an dem Sie sich, wenn Sie möchten, orientieren können.

Welches sind Ihre ersten Erinnerungen?
Was hat man Ihnen von Ihrem ersten und zweiten Lebensjahr erzählt?
Waren Sie ein langersehntes Kind, der Star der Klein- und Großfamilie, oder wurden Sie zu früh geboren?
Waren Sie der Grund für die Heirat Ihrer Eltern?
Mußte Ihre Mutter Ihretwegen auf eine Karriere verzichten?
Hatten Sie schon Geschwister, als Sie auf die Welt kamen?
Sind Sie Einzelkind geblieben, oder kamen später Geschwister, vielleicht ein Bruder hinzu, der Ihnen den Rang abgelaufen hat und mit dem Sie noch heute rivalisieren?
Welche schönen Erinnerungen haben Sie an Ihre Kindheit?
Was hat Sie gekränkt, was gedemütigt?
Unter welchen äußeren Umständen sind Sie aufgewachsen?
Haben Sie einen Kindergarten besucht?
Wie sind Sie mit den anderen Kindern zurechtgekommen, konnten Sie sich durchsetzen oder fühlten Sie sich immer mehr zu den Erwachsenen hingezogen?
Was wissen Sie von Ängsten in Ihrer frühen Kindheit?
Wie war Ihre Einschulung? Waren Sie von Anfang an ehrgeizig oder sind Sie es erst später geworden?
Hatten Sie in der Volksschulzeit Freunde?
Wollten Sie gern ins Gymnasium gehen? Fühlten Sie sich den Anforderungen dort gewachsen?
Wären Sie lieber ein Junge gewesen?
Haben Sie »Doktorspiele« gemacht? Wie wurden Sie aufgeklärt?
Wie wurden Sie auf die Pubertät vorbereitet?
Wie würden Sie Ihre Familie beschreiben, den äußeren Rahmen, die einzelnen Mitglieder?
Welche Rolle spielen die Großeltern in Ihrer Familie?
Wie ist Ihr Familienstil, das Klima? Welche Rollen spielen gemeinsame Mahlzeiten, gemeinsame Unternehmungen?
Wer ist tonangebend in Ihrer Familie, die Mutter oder der Vater?
Wie laufen die Beziehungen in Ihrer Familie? Wer ist mit wem liiert?
Wie ist Ihre Beziehung zu Ihrer Mutter, Ihre Beziehung zu Ihrem Vater, den Geschwistern, den Großeltern?
Welche Rolle spielen Sie in der Familie? Sind Sie der Star oder der Sündenbock? Entsprechen Sie den Bildern oder Rollen, die man Ihnen überstülpt? Müssen Sie das werden, was Ihre Eltern nicht werden konnten?

Sind Sie die Freundin Ihrer Mutter, deren Vertraute?
Fühlen Sie sich verantwortlich für den Familienfrieden?
Möchten Sie Ihre Familie zu einer »Bilderbuchfamilie« machen?
Finden in Ihrer Familie Auseinandersetzungen statt? Darf Kritik geäußert werden? Spricht man direkt und offen miteinander?
Spielen Pflichterfüllung, Ordnung und Sparsamkeit eine große Rolle?
Wie emotional ist Ihre Familie?

Bedenken Sie, wenn Sie sich mit diesen Fragen auseinandersetzen, daß allein Ihre Gefühle, Erinnerungen und Wahrnehmungen wichtig sind. Ihre »Wahrheit« mag nicht mit der anderer Familienmitglieder übereinstimmen. Eine objektive Wahrheit gibt es dabei nicht.

Schuld und Rechtfertigung

Die Frage der Schuld spielt in Familien mit einem psychisch kranken Kind eine große Rolle. Der Schuldige wird entweder innerhalb der Familie gesucht oder außerhalb, in der Gesellschaft, bei einem Freund, einer Freundin, bei Ärzten und Therapeuten. In den Familien weist oft der Vater der Mutter die Schuld zu, weil ihre Erziehung versagt habe; die Mutter beschuldigt dann den Vater, weil er sich nicht um die Erziehung gekümmert habe; die Kinder klagen vielleicht die Mutter an, weil sie sich immer in alles einmische und Eigenständigkeit nicht zulasse, den Vater, weil man sich an seiner Seite so oft ohnmächtig fühle, ein Geschwister, weil es der Erkrankten den Rang abgelaufen habe; und alle zusammen werfen natürlich der Eßgestörten vor, den Familienfrieden zu zerstören, die Mutter an den Rand der Verzweiflung zu bringen, die Ehe der Eltern kaputtzumachen, und das alles nur, weil sie nicht essen will oder alles erbricht. Auch viele Eßgestörte erleben ihre Krankheit schuldhaft, übrigens für manche ein Grund, fremde Hilfe abzulehnen. Außerhalb der Familie wird der verbreitete »Schlankheitsrummel« verantwortlich gemacht, die verwöhnte heutige Jugend, ein Freund mit seinem schlechten Einfluß oder eine Freundin, die mit ihrem »Modefimmel« die Magersüchtige angesteckt hat. Auch Therapeuten machen sich angeblich schuldig, weil sie – so wird angenommen – die Tochter den Eltern entfremden, in Familiengeheimnisse eindringen, in Vergangenem wühlen, die Eltern zu Schuldigen stempeln und schließlich, weil ihre ganze Behandlung angeblich nichts taugt.

Es drängt sich der Eindruck auf, daß Magersucht und Bulimie immer mit Schuldzuweisungen einhergehen. Aber diese Art der Spurensuche bringt nichts Klärendes, fördert keine Erkenntnisse zutage, sie ruft vielmehr Feindseligkeit hervor und erzeugt Verbitterung. Eltern, vor allem Mütter, haben viel, wenn nicht alles, in die Erziehung ihrer Kinder investiert; sie haben sich für ihre Familie aufgeopfert. Die meisten waren von dem Gedanken beseelt, es besser zu machen als ihre eigenen Eltern. Sie reagieren nun verletzt, gekränkt, hilflos und resigniert, wenn sie als Schuldige abgestempelt werden. Einige weisen Schuld zurück, andere nehmen sie an und versinken darin, was wiederum Stagnation statt Veränderung bedeutet. Definiert man Schuld im moralisch-ethischen Sinn so, daß sich derjenige schuldig macht, der wider sein besseres Wissen und Gewissen handelt, dann machen sich Eltern, die sich an den Normen und Konventionen der gesellschaftlichen Schicht orientieren, aus der sie kommen, wohl kaum schuldig. Ihr Erziehungsstil ist beherrscht vom Streben nach Pflichterfüllung, Tüchtigkeit, Leistung, Sparsamkeit, Anstand und Moral. Diese Eltern sind felsenfest von dem Wert und der Richtigkeit ihrer Erziehung überzeugt.

Wie absurd muß es ihnen darum erscheinen, wenn nun ein Außenstehender, zum Beispiel ein Therapeut, daherkommt und ihnen, wie sie glauben, die Schuld an der Krankheit ihres Kindes gibt, einer Krankheit, deren Schwere sie nur widerstrebend und mühsam zu begreifen beginnen. Wo etwas in bester Absicht, im vollen Bewußtsein der Richtigkeit geschah wie die Erziehung eines Kindes, wird jede Kritik, schon das Andeuten eines möglichen Zusammenhanges zwischen praktiziertem Erziehungsstil und Krankheit als Schuldzuweisung erlebt. In diesen Familien bedeutet bereits ein Nachfragen, ein Zweifeln und erst recht natürlich Kritik etwas Feindliches, Abwertendes, Negatives, gegen das man sich wehren muß. Wird Kritik an einzelnen Erziehungsgewohnheiten schließlich angenommen, dann kann sie nur als Schuld erlebt werden. Teilbereiche werden auf das Ganze übertragen, ein als ungünstig erkanntes Verhalten verallgemeinert und als globales Versagen verinnerlicht. Es erfordert viel Kraft von allen Beteiligten, diese »Ich-habe-eben-alles-falsch-gemacht«-Haltung nicht ausufern und zur neuen emotionalen Basis gekränkter Eltern werden zu lassen.

Abgesehen davon, daß wir es nicht für eine ärztliche und therapeutische Aufgabe halten, nach Schuldigen zu fahnden, sehen wir in der Klärung der Schuldfrage keinen Sinn für die Krankheitsbewältigung.

Das schließt nicht aus, daß man sich gemeinsam bemüht, herauszufinden, was in der Erziehung vielleicht hätte anders gemacht werden können, um die individuelle Entwicklung des einzelnen Kindes besser zu fördern und seine Bedürfnisse wahrzunehmen. Entscheidend aber ist, was jetzt, auf der Grundlage neuer Erfahrungen und Erkenntnisse, geändert und getan werden kann.

Schuldig können Sie als Eltern aber durchaus werden, wenn Sie wider besseres Wissen eine dringend notwendige Behandlung Ihrer Tochter verhindern.

Ob Sie nun direkt oder indirekt, offen oder hinter den Kulissen agieren, Sie lehnen eine Behandlung Ihres Kindes sicher nicht zu dessen Wohl ab, sondern eher, weil Sie sich durch eine Psychotherapie bloßgestellt fühlen, weil in einer »anständigen Familie« eine psychische Erkrankung eben nicht vorzukommen hat. Vielleicht befürchten Sie auch, Ihre Tochter könnte sich Fremden mehr anvertrauen als Ihnen, oder Sie haben Angst, daß Ihre Tochter sich aus der engen Bindung an Sie lösen und eigene Wege gehen könnte.

Wir sind als Therapeuten an der Schuldfrage nicht interessiert, sehr wohl aber an der Klärung der Bedingungen, die die Eßstörung verursacht haben und weiter unterhalten.

Magersucht und Bulimie sind keine Viruserkrankungen, sondern psychosomatische Krankheiten, bei denen die Eßstörung nur die äußere Erscheinungsform ist, das Sichtbarwerden einer inneren Not. Deshalb gilt es, die zugrundeliegenden Probleme aufzudecken. Zwar läßt sich das, was in der Vergangenheit geschehen ist, dadurch nicht rückgängig machen, aber man kann eingefahrene Denkweisen und »Ideale« reflektieren und mit neuen Erkenntnissen Verhaltensweisen ändern. So kann das Streben nach Einheit und Harmonie in Ihrer Familie die individuelle Entfaltung der einzelnen Familienmitglieder behindern, oder die enge Bindung an Ihre Kinder kann einem notwendigen und natürlichen Ablösungsprozeß im Wege stehen. Es wäre positiv für alle Beteiligten, wenn diese oder ähnliche Erkenntnisse zu einer Korrektur Ihrer Wertvorstellungen und einer Verhaltensänderung führen würden.

An der Entstehung und Aufrechterhaltung von Magersucht und Bulimie haben die Familien ebenso ihren Anteil wie die Herkunftsfamilien der Eltern, die Gesellschaft und nicht zuletzt die Betroffene selbst. Die Familien sind aber nicht nur an den Störungen und Einengungen ihrer Mitglieder beteiligt, sondern ebenso an deren positiver Entwicklung. Allzu leicht können psychische Störungen wie Magersucht und Bulimie und die damit verbundene Verzweiflung, Verbitterung und Schuldzuweisung den Blick für das Gelungene an der Entwicklung eines jungen Menschen verstellen. Ihre Tochter besteht nicht nur aus Magersucht oder Bulimie.

Niemand von uns existiert als Einzelwesen; wir alle sind vielfältigen Einflüssen ausgesetzt, positiven und negativen, fördernden und hemmenden, heilenden und zerstörenden. Ein Sich-Ausliefern an Schuldgefühle, ein Verharren in Resignation und Bitterkeit verhindern das, was wir uns für Eßgestörte von der Therapie wünschen: ein Leben mit mehr Autonomie, Individualität und persönlicher Freiheit.

Vom Umgang mit einer Eßgestörten in der Familie

Zweifellos ist es ein großes Problem, ein magersüchtiges oder bulimisch krankes Kind in der Familie zu haben. Fastenkuren, die zunächst vielleicht sogar für gut befunden wurden, an denen sich nicht selten auch andere Familienmitglieder beteiligt haben, werden spätestens dann zur Bedrohung, wenn immer deutlicher wird, daß sich ein Mitglied vor den Augen aller zu Tode hungert. Ärger, Wut, Verzweiflung, Hilflosigkeit, blinder Aktivismus und Resignation sind die Reaktionen ebenso, wenn ein Kind riesige Nahrungsmengen verschlingt und wieder erbricht. Wieder sind es vor allem die Mütter, die nicht müde werden, auf die Betroffene einzureden, sie anzuflehen, sie zu beschwören, mehr zu essen und nicht zu erbrechen. Doch ihr Engagement bleibt erfolglos. Es wird höchstens mit noch geschickteren Täuschungsmanövern, nicht selten auch mit Aggressionen, beantwortet. Einige Mütter informieren sich, wo es nur geht; sie lesen alles, was es über Eßstörungen zu lesen gibt, nehmen Kontakt zu Ärzten und Institutionen auf, immer auf der Suche nach Ratschlägen, wie sie ihrem Kind im familiären Bereich helfen können. Selbstverständlich bemühen sich auch einige Väter um Hilfe, aber wenn erzieherische Maßnahmen und selbst Wutausbrüche ohne Wirkung geblieben sind, ziehen sich die meisten resigniert zurück und überlassen ihren Frauen die Lösung des Problems. Die Geschwister stehen Eßgestörten meistens verständnislos gegenüber und distanzieren sich von ihnen. Manche sind wütend, weil sich alles nur noch um Essen dreht und die Spannungen in der Familie immer unerträglicher werden.

Wir möchten Ihnen einige Ratschläge für den Umgang mit Eßgestörten geben. Erwarten Sie aber nicht, daß wir Ihnen Patentrezepte liefern, wie Sie der Magersucht oder Bulimie in Ihrer Familie zu Leibe rücken können. Es gibt diese Rezepte nicht, und wir können immer wieder nur dringend raten, möglichst bald einzusehen und zu akzeptieren, daß bei dieser schweren psychischen Krankheit professionelle Hilfe notwendig ist.

Bei Magersucht und Bulimie handelt es sich um komplizierte psychische Erkrankungen. Halten Sie nicht länger an der irrigen Meinung fest, die Eßstörung sei das Hauptproblem, das es aus der Welt zu schaffen gilt; sie ist nicht das Wesentliche, sie ist nur Ausdrucksform für eine Vielzahl von Problemen, die dahinterstecken. Ihre Überzeugung, daß Ihr Kind, bevor es krank wurde, keine Probleme hatte, spricht nicht dagegen, sondern eher dafür.

Geben Sie es auf, von morgens bis abends auf Ihre Tochter einzureden, mehr zu essen, ihre Lieblingsspeisen zu kochen und sich sogar zu opfern, selbst mehr zu essen oder weniger, als Sie möchten.

Geben Sie es auf, ihr Vorwürfe zu machen, sie zu bedrängen, sie zu überwachen, ihr alle möglichen Privilegien wegzunehmen, wenn sie nicht ißt oder ißt, oder ihr alles mögliche zu versprechen, wenn sie wieder ißt oder nicht mehr erbricht.

Das alles führt zu gar nichts, höchstens dazu, daß Ihr Kind scheinbar wieder normal ißt, aber danach erbricht oder Abführmittel einnimmt. Selbst wenn es vorübergehend zu einer Gewichtszunahme kommen sollte, so ist sie in aller Regel nicht von Dauer. Ist sie aber von Dauer, besteht die Gefahr, daß sich die Psyche irgendwann eine andere Sprache sucht, um sich zu artikulieren, sei es über Leistungsversagen, Beziehungsstörungen, Depressionen, Angstzustände, Drogen oder auch eine Schizophrenie, manchmal erst nach Jahren scheinbarer Gesundheit.

Wir wissen, wie schwer es ist, zu akzeptieren, daß ein Familienmitglied an einer psychischen Krankheit leidet – noch dazu in einer Familie, die vor Ausbruch der Krankheit den Anschein erweckte, daß es sich um eine besonders harmonische und intakte handle. Nun soll diese Familie an einer psychischen Erkrankung ursächlich beteiligt sein. Das erscheint absurd, vor allem, wenn Sie für ein gutes Gelingen viel getan haben. Dennoch ist es eine Tatsache, und diese Tatsache zu akzeptieren, ist die Basis allen Helfens.

Bücher, die sich mit psychischen Störungen auseinandersetzen, haben seit einigen Jahren Hochkonjunktur, auch solche, die sich an interessierte Laien wenden. So ist es nicht verwunderlich, daß psychologische Fachausdrücke heute fast schon in aller Munde sind. Bei gebildeten Laien besteht häufig die Neigung, die psychischen Nöte oder Probleme, die sie selbst haben oder bei Angehörigen entdecken, selbst zu analysieren und möglicherweise mit Hilfe von Literatur zu beheben. Das ist auch der Wunsch vieler Eltern. Vielleicht haben auch Sie aus dem gleichen Grund dieses Buch gekauft und sind nun enttäuscht, nicht das zu finden, was Sie suchen. Vielleicht besitzen Sie längst die gängige Literatur, einschließlich Zeitungsartikeln, die es über Magersucht und Bulimie gibt. Vielleicht sind Sie zu einem Experten für Eßstörung geworden und wissen über diese Krankheiten mehr als Ihr Hausarzt oder Internist. Doch wenn es bei einer Anhäufung von Wissen bleibt und die falsche Meinung entsteht, dadurch eine psychotherapeutische Behandlung durch den Fachmann überflüssig zu machen, ist das Lesen noch so vieler Bücher eher negativ.

Die Abwehr gegenüber der Psychotherapie ist in unserer Gesellschaft nach wie vor groß. Immer noch liefern sich erschreckend viele allen Vorurteilen und irrationalen Ängsten aus, die von den Begriffen »psychisch krank«, »psychiatrische« oder »psychotherapeutische Behandlung« ausgelöst werden. Behandlungsbedürftige psychische Störungen haben, im Unterschied zu organischen Erkrankungen, etwas Negatives und Anrüchiges. Dies gilt erstaunlicherweise vor allem für Angehörige der Mittelschicht, Akademiker sind da keine Ausnahme. Nicht wenige haben Angst, es könnte ein Stein ins Rollen kommen; Sicherheiten, die Halt geben, könnten brüchig werden, und es könnte sichtbar werden, was bisher mit Harmonie zugedeckt wurde.

Eine Betroffene:

»Zu der jetzigen Therapie – meiner dritten – entschloß ich mich ohne Wissen meiner Eltern. Ich hatte vorher nicht um Erlaubnis gefragt, sondern stellte sie vor vollendete Tatsachen. Sie waren zunächst befremdet über diesen Schritt und dann traurig; gleichzeitig hatten sie, glaube ich, entsetzliche Angst. Mein Vater sagte kein Wort zu dem Thema Therapie, und auch meine Mutter hat nie ein wirklich offenes Gespräch mit mir über die Krankheit oder die Therapie geführt. Ich glaube, meine Eltern, vor allem meine Mutter, wollen einfach nicht wahrhaben, daß ihre Tochter therapiebedürftig ist, daß ihre Tochter nicht nur pubertiert, sondern magersüchtig ist, daß ihre Tochter frißt und kotzt. Einerseits ist meine Mutter maßlos enttäuscht von mir, andererseits fühlt sie sich verantwortlich für diese Krankheit. Sie gibt sich die Schuld, verleugnet aber meine Problematik und sieht an mir vorbei. Für die Probleme, die hinter meinen Symptomen stecken, interessieren sich meine Eltern nicht. Sie haben Angst davor und schauen permanent weg. Sie können es nicht zulassen, daß im Grunde unsere ganze Familie behandelt werden müßte, und nicht nur mein Symptom. Sie beharren darauf, daß unsere Familie wieder so heil und makellos sein wird wie eh und je, wenn meine Eßstörung weg ist. Sie können sich nicht vorstellen, daß diese Scheinharmonie in unserer Familie eine der Ursachen für meine Krankheit ist – sie müßten sich sonst in Frage stellen, aber das können sie nicht.«

Wir möchten Ihnen trotz aller Ängste und Abwehr Mut machen, einer Therapie zuzustimmen, nicht nur für Ihre Tochter oder Ihrer Tochter zuliebe, sondern auch für sich selbst. Akzeptieren Sie, daß die Eßstörung nicht nur das Problem Ihrer Tochter allein ist, sondern auch ein Familienproblem, an dem alle beteiligt sind. Vielleicht können Sie irgendwann, wie einige Eltern vor Ihnen, erkennen, daß die Krankheit, bei der Sie zunächst überzeugt waren, daß sie nur Unheil über Ihre Familie gebracht hat, zu einer Chance für alle geworden ist.

Motivieren Sie Ihre Tochter zu einer Behandlung, und entschließen Sie sich selbst dazu. Es muß nicht bei demselben Therapeuten sein und auch nicht zur selben Zeit. Viele Eltern sind erstaunt, wenn wir ihnen sogar raten, mit einer Behandlung zu beginnen, obwohl ihre Tochter noch nicht dazu bereit ist. Wir haben gute Erfahrungen damit gemacht. Gelingt es Ihnen nicht, Ihre Tochter zu einer Psychotherapie zu motivieren, versuchen sie wenigstens, sie dazu zu bewegen, regelmäßig den Hausarzt aufzusuchen, der dann seinerseits die Möglichkeit hat, für eine Psychotherapie zu plädieren.

Von einem guten, weil erfolgversprechenden Umgang mit der Problematik Eßstörung in Ihrer Familie können Sie dann sprechen, wenn es Ihnen gelingt:

- Die Eßstörung nicht länger als das Hauptproblem anzusehen.
- Aufzuhören, dauernd auf Ihr Kind einzureden.
- Zu begreifen, welche Probleme sich, auch in bezug auf Ihre Familie, hinter der Eßstörung verbergen.
- Zu erkennen, daß Sie die Krankheit nicht allein, ohne fremde Hilfe, aus der Welt schaffen können.

Stehen Sie einer Psychotherapie positiv gegenüber, sowohl für Ihr Kind als auch für sich selbst. Haben Sie Geduld und erwarten Sie nicht, daß Ihre Tochter schon nach einem Gespräch zu einer Therapie bereit ist. Servieren Sie ihr den Therapeuten nicht, dies stößt meist auf Ablehnung, sowohl bei Ihrer Tochter als auch bei dem Therapeuten. Wir raten Ihnen auch, möglichst keine Vereinbarungen und Terminabsprachen hinter dem Rücken Ihres Kindes zu treffen. Erwägen Sie ernsthaft, die Initiative Ihrer Tochter zu überlassen, überlegen Sie wenigstens, was dagegen spricht.

Anders ist die Situation selbstverständlich, wenn aufgrund akuter Lebensgefahr eine sofortige Behandlung eingeleitet werden muß und Ihre Tochter sich dagegen sträubt. Wir möchten betonen, daß dies extrem selten der Fall ist. Nicht jede Magersüchtige ist in Lebensgefahr. Es gehört aber keineswegs zu unseren seltenen Erfahrungen, daß bei bestehender Lebensgefahr die Betroffene einer Behandlung noch ambivalent gegenübersteht und die Eltern ihr zu verstehen geben, daß eine Klinikaufnahme nicht in ihrem Sinne ist. Selbstverständlich geschieht dieses wiederum versteckt und nicht offen.

Wenn eine Lebensbedrohung besteht und die Patientin sich gegen eine Therapie sträubt, müssen die Angehörigen dafür Sorge tragen, daß das Leben ihrer Tochter gerettet wird. Eine Behandlung gegen die Einwilligung eines Kranken stellt für alle Beteiligten, die Magersüchtige, die Eltern, aber auch für Ärzte, eine schwere Belastung dar. Sie ist nicht zuletzt ein ethisches Problem, mit dem sich der Arzt auseinandersetzen muß. Magersüchtige wollen nicht sterben, sie haben vielmehr Angst davor und glauben nicht daran, daß ihr Leben bedroht ist.

Motivation zu einer Behandlung

Wir raten Ihnen dringend zu einer Psychotherapie. Dies haben wir schon mehrfach gesagt und zu begünden versucht. Weil wir aber wissen, wie lange Magersüchtige und bulimisch Kranke hin- und hergerissen sein können zwischen Wollen und Doch-nicht-Wollen, möchten wir in diesem Kapitel noch einmal gezielt versuchen, Sie zu einer Therapie zu motivieren. Wir sind davon überzeugt, daß Eßstörungen eine Sackgasse sind, ein Irrweg, der nicht zu Ihren ersehnten Zielen führt, sondern ins Verderben. Das ist leider so – auch wenn Sie sich vielleicht noch in einem Stadium befinden, in dem Sie blind den Verheißungen ihrer Eßstörung glauben; auch wenn Sie sich noch so stark und mächtig fühlen wie vielleicht nie zuvor; auch wenn Sie meinen, die Problemlösungsstrategie schlechthin, den Zaubertrick für ein glückliches Leben gefunden zu haben; auch wenn ein Leben ohne Magersucht oder Bulimie für Sie gar nicht mehr vorstellbar ist oder wenn Sie sich manchmal wegen irgendeines Details einreden wollen, gar nicht eßgestört zu sein. Seien Sie versichert, daß Sie nur gewinnen können, wenn Sie ihre Krankheit aufgeben, und zwar ganz. Halbheiten führen zu nichts, höchstens zu einer immer stärkeren Abhängigkeit von einer chronisch werdenden Krankheit.

Was denken Sie jetzt?

»Ich bin aber anders als andere.«
»Ich bin eben doch nicht magersüchtig.«
»Ich möchte meine Grenzen kennenlernen.«
»Mein Körper hält das aus.«
»Ich fühle mich nicht schwach.«
»Schließlich kann ich noch in die Schule gehen.«
»Meine Leistungen sind so gut wie noch nie.«
»Ich bin selbst schuld und muß mir darum selbst helfen.«
»Ich bin es nicht wert und habe kein Recht auf Hilfe.«
»Ab morgen wird alles ganz anders.«
»Meine Eltern sind gegen eine Behandlung.«

Gedanken an eine Therapie sind mit Ängsten verbunden:

Angst, sich einem Therapeuten auszuliefern.
Angst, die Kontrolle über sich zu verlieren.
Angst, gemästet zu werden.
Angst, dem Therapeuten unterlegen zu sein.
Angst vor Veränderung.
Angst, die Eltern bloßzustellen.
Angst vor Blamage.

Angst, Schutzmechanismen zu verlieren.
Angst, Vertrautes aufgeben zu müssen.
Angst vor dem Bewußtwerden, daß das Leben bisher doch nicht so glatt verlaufen ist, wie es den Anschein hatte.
Angst, begreifen zu müssen, nicht die harmonische Kindheit gehabt zu haben und nicht die Supereltern, wie man immer geglaubt hat.
Angst, die Bulimie herzugeben.
Angst vor einem Gefühl der inneren Leere.

Die folgenden Gedanken Betroffener zeigen, wie schwierig es offenbar ist, sich zu einer Therapie zu entschließen und die Krankheit endgültig aufzugeben:

»Ich habe in der langen Zeit meiner Krankheit viel erkannt: Hintergründe, Ursachen, Beweggründe, Folgen. Doch all das hat mich nicht gesund gemacht. Ich habe meine letzte Hürde nie übesprungen. Ich bin immer zurückgeschreckt, die Krankheit ganz aufzugeben. Bei dem Gedanken, das zu tun, durchfährt mich auch jetzt eine Riesenangst. Ich habe Angst, meine Magersucht aufzugeben, weil ich Angst habe, mich dann nicht mehr von morgens bis abends mit Essen auseinandersetzen zu können. Essen und Hungern, das ist mein einziger Lebensinhalt. Ich kann darüber diskutieren, mich verteidigen und durchsetzen. Hungern ist das, was mich stark und eigenwillig macht. Nur über meine Magersucht kenne ich Gefühle wie Ekel vor vielen Speisen, Völlegefühl, schlechtes Gewissen und Schuldgefühle, wenn ich gegessen habe, dagegen aber angenehme Leere, Verminderung der Schuldgefühle und ein Gefühl der Stärke, wenn ich nicht wie andere dem Essenstrieb verfallen bin. Meine Magersucht ist meine vertraute Welt. Ich habe unendliche Angst, ohne sie vor einem Nichts zu stehen, dann wiederum hasse ich mein Aussehen, mein Gefühl, Ärzte und Krankenkassen zu belasten mit meiner Krankheit. Ich hasse die Erkenntnis, mir so vieles verbaut zu haben in meinem Leben und eigentlich schon gar nicht mehr zu wissen, was Leben überhaupt heißt.«

»Wenn ich mir vorstelle, was ich alles aufgeben und verändern muß, wenn ich meine Magersucht bewältige, überkommt mich das kalte Grausen. Meine Unzufriedenheit wächst, und meine Motivation, irgendeinen Punkt konkret anzugehen, schwindet dahin. Ich vergrabe mich in dem Gefühl, daß ich doch unfähig bin, irgend etwas zu verändern, daß keine Therapie der Welt mir je helfen kann, daß ich wohl für immer verdammt bin, magersüchtig zu bleiben.«

»Ich komme mir lasch, willenlos, undiszipliniert und verlogen vor und bewundere die, die sich für eine Therapie entschlossen haben. Ich weiß eigentlich nicht mehr, warum ich mich an dieser verfluchten Krankheit festklammere und nicht endlich loslassen will. Ein Grund ist wohl der, daß ich mir einfach nicht vorstellen kann, mit 55 kg glücklicher zu sein als jetzt mit meinen 38 kg.«

»Ich will endlich auf die große Lüge Magersucht pfeifen, auf die verdammte Stärke, die gar keine ist, auf die erhungerte und erkotzte Aufmerksamkeit und Zuwendung meiner Eltern.«

Verschiedene Therapieformen und -methoden

Die Psychotherapie ist die wichtigste Form der Behandlung von Eßstörungen. Das Angebot ist groß und verwirrend. Fragen über Fragen drängen sich auf.

Was ist erfolgversprechender – Psychoanalyse, Gesprächstherapie oder Verhaltenstherapie; Körperwahrnehmungstherapie, Gestalt- oder Tanztherapie?
Welche Form ist sinnvoller – eine Einzel- oder Gruppen-, eine Familien- oder Familiengruppentherapie, eine ambulante oder stationäre Behandlung?
Wie lange dauert eine Psychotherapie?

Es läßt sich keine Methode, Form oder Vorgehensweise benennen, die Heilung garantiert. Entscheidender als jede Therapiemethode ist Ihre Bereitschaft, Ihre Krankheit aufzugeben und einiges dafür zu tun. Außerdem gilt es herauszufinden, welcher Weg für Sie sinnvoll und auch möglich ist, denn nicht an jedem Ort steht jede Behandlung beliebig zur Verfügung.

Weitere Fragen stellen sich:

Wer führt Behandlungen durch?
Woher bekommen wir Adressen von Therapeuten und Kliniken?
Übernimmt die Krankenkasse die Kosten?

Wir möchten Sie über alles Notwendige informieren, Begriffe, die in diesem Zusammenhang wichtig sind, klären und Ihnen Entscheidungshilfen für die Wahl Ihrer Behandlung geben.

Psychotherapie wird von Ärzten und Psychologen durchgeführt, die eine Zusatzausbildung in Psychotherapie haben. Die drei großen etablierten Psychotherapieformen in der Bundesrepublik sind Psychoanalyse, Gesprächs- und Verhaltenstherapie. Weitere gängige Methoden, die in der Behandlung von Eßstörungen angewandt werden, sind Körperwahrnehmungs-, Gestalt- und Tanztherapie sowie Entspannungsübungen. Nicht selten werden verschiedene Formen miteinander kombiniert.

Wenn Sie nicht schon wissen, an welchen Psychotherapeuten oder an welche Klinik Sie sich wenden können, fragen Sie Ihren Hausarzt nach Adressen. Den Hausarzt sollten Sie ohnehin regelmäßig zur Überprüfung Ihres Gesundheitszustandes aufsuchen. Ärzte in Krankenhäusern und Gesundheitsämtern können meistens Psychotherapeuten am Ort benennen, die Erfahrungen in der Behandlung von eßgestörten Patienten haben. Auf Seite 136 f finden Sie Adressen, an die Sie sich wenden können.

Psychoanalyse, Gesprächs- und Verhaltenstherapie sind therapeutische Verfahren, für die Krankenkassen in der Bundesrepublik die Kosten übernehmen. Allerdings muß jede Kostenübernahme erst durch die Krankenkasse bestätigt werden. Der Psychotherapeut stellt für seinen Patienten einen entsprechenden Antrag. Die Kostenzusicherung erfolgt nach Überprüfung durch die Krankenkasse nicht im voraus für die gesamte Behandlung, sondern zunächst nur für eine begrenzte Anzahl von Sitzungen. Dies gilt sowohl für einzeltherapeutische als auch für Gruppentherapiesitzungen.

Nahrungszufuhr

Künstliche Ernährung, die sowohl in Form von Sondenernährung als auch über intravenöse Infusionen verabreicht wird, gehört als eigenständige Behandlungsmethode bei der Magersucht der Vergangenheit an. Zur Hebung des Gewichtes oder zum Ausgleich extremer Mangelzustände finden sie nach wie vor Anwendung. Wir sind gegen eine künstliche Ernährung, weil wir wissen, daß eine solche Maßnahme fast immer nur gegen den Widerstand der Magersüchtigen erzwungen werden kann, die befürchten, dadurch jegliche Kontrolle über ihren Körper zu verlieren. Außerdem lernen die Patienten dadurch nicht, normal mit Nahrung umzugehen; dieses ist aber dringend erforderlich. Magersüchtige können nicht wie von selbst wieder übliche Nahrungsmengen essen, wenn sie es nur wollen. Auch bei extremem Untergewicht führen wir keine künstliche Ernährung durch, sondern motivieren unsere Patienten, stündlich Nahrung in kleinsten Mengen zu sich zu nehmen. Je nach Ausgangsgewicht können bis zu 2500 Kalorien am Tag notwendig sein. Unsere Patienten erhalten eine Mischkost mit allen notwendigen Bestandteilen. Selbstverständlich müssen bei besonderen Mangelzuständen die fehlenden Stoffe gezielt zugeführt werden.

Die Hebung des Gewichtes spielt zwar in der Behandlung Magersüchtiger häufig eine zu große Rolle, doch sehen auch wir in der Gewichtszunahme ein wichtiges Therapieziel. Allerdings sind wir der Ansicht, daß Gewichtszunahme und Aufarbeitung der die Magersucht verursachenden Probleme parallel verlaufen sollten.

Wir werden Ihnen im nächsten Kapitel Anleitungen geben, wie Sie in kleinen Schritten zu Hause zunehmen können, denn es gibt Psychotherapeuten, die ein bestimmtes Gewicht zur Bedingung für einen Beginn der Behandlung machen.

Psychopharmaka

Einige Hausärzte und Internisten verordnen appetitanregende Medikamente, Vitaminpräparate und Aufbauspritzen. In den vergangenen Jahren wurde darüber hinaus eine Vielzahl Psychopharmaka eingesetzt, die aber nicht zu einem überzeugenden Erfolg geführt haben. So hat sich bis heute keine allgemein akzeptierte Pharmakotherapie der Eßstörungen durchgesetzt. Psychopharmaka können aber bei dem einen oder anderen Patienten zur Angstminderung oder Stimmungsaufhellung beitragen.

Methoden der Psychotherapie

Sie mit allen psychotherapeutischen Methoden vertraut zu machen, die bei der Magersuchts- und Bulimiebehandlung angewendet werden, würde den Rahmen dieses Buches sprengen. Wir möchten uns deshalb darauf beschränken, die gängigen Methoden kurz zu charakterisieren, und es Ihnen überlassen, Ihrem Therapeuten weitere Fragen zu stellen. Wieder gilt:

> Es ist nicht irgendeine psychotherapeutische Methode, die Sie gesund machen kann, sondern Ihre Bereitschaft zur Krankheitsbewältigung, Ihre Aktivität im Therapieverlauf sowie eine gute Zusammenarbeit mit Ihrem Therapeuten.

Psychoanalyse

Nach Freud, dem Vater der Psychoanalyse, führen ungelöste, verschüttete Konflike zur Neurose. Magersucht und Bulimie zählen zu den Neurosen. Den Neurosen stehen die Psychosen, d. h. die Gemüts- und Geisteskranken, gegenüber. Ziel der Psychoanalyse ist es zunächst, ungelöste Konflikte aus der Vergangenheit dem Bewußtsein und dem Erleben zugänglich zu machen. Die bekannteste Technik, sich des Verdrängten bewußt zu werden, ist die freie Assoziation. Im klassischen Verfahren liegt der Patient auf der Couch, der Analytiker sitzt hinter ihm. Der Patient wird aufgefordert, Gedanken und Gefühle zu äußern, die ihm gerade in den Sinn kommen. Das aus freien Assoziationen, Träumen, Widerständen und Fehlverhaltensweisen gewonnene Material wird gedeutet. Kern der psychoanalytischen Therapie ist die Übertragungsneurose. Der Patient projiziert emotionale Einstellungen auf den Therapeuten; ebenso kann der Therapeut selbst Gefühlsregungen auf den Patienten übertragen (Gegenübertragung). Wichtig für die klassische Analyse ist, daß der Analytiker sich möglichst mit Fragen, Deutungen und Ratschlägen zurückhält. Wesentlich ist, daß der Patient selbst Einsichten gewinnt und mit diesen Einsichten ins Unbewußte verdrängte Konflikte in seiner Lebensgeschichte bearbeitet und löst.

Die klassische Analyse ist ein zeitlich und finanziell aufwendiges Verfahren. Sie dauert drei bis fünf Jahre, mit ca. vier Sitzungen pro Woche. Neben der klassischen Analyse wurden andere Behandlungsformen entwikkelt, wie die psychoanalytische Psychotherapie, die psychoanalytische Kurztherapie, die Gruppen-, Paar- und Familientherapie. Diese Behandlungsformen haben begrenzte Behandlungsziele und sind weniger zeit- und kostenaufwendig. Es werden Übertragungskonstellationen geschaffen, mit deren Hilfe sich früher erworbene Beziehungsmuster durcharbeiten lassen, die für das gegenwärtige neurotische Erleben von Bedeutung sind.

Gesprächstherapie

Die klientenzentrierte Gesprächstherapie (GT) wurde von dem Amerikaner Carl Rogers entwickelt. Rogers geht davon aus, daß der Mensch von Natur aus gut ist und eine Tendenz zur Selbstverwirklichung, zu Wachstum, Gesundheit und Anpassung hat. Gestörtes Verhalten führt er auf falsche Lernprozesse zurück. Aufgrund seiner Neurose sei der Patient nicht mehr in der Lage, sich allein zu helfen, er bedarf eines Therapeuten. Dieser soll durch die Art seiner Begegnung die Bedingungen schaffen, die es dem Patienten wieder ermöglichen, auf das, was eigentlich in ihm ist, zurückzugreifen und Wege zu finden, aus der Neurose herauszukommen. Der Therapeut soll seinen Patienten schätzen und akzeptieren, ihm mit emotionaler Wärme begegnen, sich eigener Wertungen und Beurteilungen enthalten, ihn verstehen und sich in seine Welt einfühlen können. Der Therapeut soll vor allem aufrichtig sein, d. h. seinem Patienten so begegnen, wie er ist.

Heute lassen sich zwei gesprächstherapeutische Richtungen unterscheiden: die naturwissenschaftliche und die phänomenologische. Während sich die Therapeuten der naturwissenschaftlichen Richtungen ihren Patienten gegenüber vor allem wertschätzend, akzeptierend und verstehend verhalten – und damit der klassischen Form nach Rogers entsprechen –, begegnen die Therapeuten der phänomenologischen Richtung ihren Patienten konkret, gelegentlich auch konfrontativ, machen Vorschläge und weisen auf Möglichkeiten in bezug auf eine andere Lebensführung hin. Außerdem bezieht die phänomenologische Richtung weitere Bereiche wie gesunde Ernährung, sportliche Aktivitäten mit ein, um die Lebensqualität zu verbessern.

Verhaltenstherapie

In der Verhaltenstherapie stehen die aktuelle Problematik und die momentane Lebenssituation des Patienten mehr im Vordergrund als seine lebensgeschichtliche Entwicklung.

Verhaltenstherapie besteht aus einer Vielzahl therapeutischer Methoden, durch die unerwünschtes Verhalten abgebaut (»gelöscht«) und alternative Verhaltensweisen gelernt oder aufgebaut werden. Einzelne Methoden (wie u. a. schrittweise Angstbewältigung, Verhaltensübungen oder Rollenspiele) können nicht schematisch bestimmten Störungen zugeordnet werden. Grundlage der Behandlungsauswahl ist die Durchführung einer Verhaltens- und Bedingungsanalyse. Im Gespräch mit dem Patienten müssen zunächst sein gestörtes Verhalten und die Bedingungen analysiert werden, die die Störung aufrechterhalten. Einige Methoden setzen direkt an dem gestörten Verhalten an, andere zielen auf eine Veränderung äußerer Lebensumstände, die das Problem aufrechterhalten.

»Problemverhalten« ist nicht auf beobachtbares Verhalten beschränkt, sondern schließt physiologische Reaktionen, Gedanken, Einstellungen und Gefühle mit ein. Man geht davon aus, daß das – durch die Therapie – veränderte Verhalten Rückwirkungen auf Gedanken, Gefühle und körperliche Reaktionen hat.

Besondere Bedeutung haben die Verfahren zur Selbstmodifikation des Patienten erlangt. Die Patienten lernen nicht nur unter der Anleitung eines Therapeuten, sondern es wird versucht, ihnen Mittel in die Hand zu geben, mit denen sie den Veränderungsprozeß selbst steuern können.

Die beschriebenen psychotherapeutischen Verfahren haben alle zum Ziel, gestörtes Verhalten, Fühlen und Denken zu analysieren und mit Hilfe neuer Erkenntnisse neue Wege zur Problemlösung und Lebensbewältigung zu finden.

Das Spektrum therapeutischer Techniken ist noch wesentlich größer. Ob über den Weg der Einsicht, des Verstehens, des Aufarbeitens von bewußten und unbewußten Konflikten gearbeitet wird oder mit Hilfe von Körper-Bewegungsarbeit, Entspannung, Gestaltung und Meditation – das Ziel ist immer das gleiche, nämlich Körper, Geist und Seele, den individuellen Möglichkeiten entsprechend, wieder in ein Gleichgewicht zu bringen, das es dem Menschen ermöglicht, sein Leben besser zu bewältigen.

Einzeltherapie oder Gruppentherapie

Fast alle psychotherapeutischen Verfahren sind sowohl in der Einzeltherapie, das heißt der Arbeit mit einem einzelnen Menschen, als auch in der Gruppentherapie anwendbar. Es muß in jedem individuellen Fall geprüft werden, welche Form angemessen ist.

In unserer therapeutischen Arbeit bevorzugen wir seit einigen Jahren die Gruppentherapie. Nach unseren Erfahrungen ist sie bei der Bearbeitung magersuchtsspezifischer Probleme besonders wirksam. Die Gruppentherapie gibt der einzelnen Spielraum für Kontakt und Austausch mit gleichaltrigen Mitpatientinnen. Die Magersüchtigen verbindet – trotz gelegentlicher Rivalitätskämpfe – meistens ein starkes Solidaritätsgefühl. Dadurch entwickelt sich mit der Zeit in der Gruppe eine Atmosphäre des Vertrauens, in der es ihnen möglich wird, sich gemeinsam mit gemeinsamen Problemen auseinanderzusetzen, aber auch über die jeweils eigenen, individuellen Schwierigkeiten zu sprechen. In einem solchen Klima ist es für die Patienten leichter, von Gleichaltrigen Kritik anzunehmen und selbst auch Kritik zu üben. Man lernt, mit Kritik umzugehen, sich aufkommender und/ oder verdrängter Rivalitäts- und Konkurrenzgefühle bewußt zu werden und diese gemeinsam zu bearbeiten. Zentrale Themen der Gruppengespräche sind Selbstunsicherheit, Egozentrik, Ängste, Perfektionismus; das Verhältnis zu den Eltern und die Konflikte mit ihnen; eigenes und fremdes Rollenverhalten; Beziehungen zu Gleichaltrigen und der Umgang mit der Sexualität.

Einbeziehung der Angehörigen

Da wir Magersucht und Bulimie auch als ein Familienproblem verstehen und nicht allein als Störung eines Individuums, halten wir es für sinnvoll und wünschenswert, die Angehörigen mit in die Therapie einzubeziehen. Vor allem die Eltern erhalten auf diese Weise wertvolle Informationen über die Krankheit ihres Kindes und erfahren gleichzeitig Entlastung und Hilfe für sich selbst.

Im Rahmen der Behandlung gibt es verschiedene Möglichkeiten der Zusammenarbeit mit den Angehörigen. Die häufigsten Formen sind:

- Gespräche mit einzelnen Familienmitgliedern
- die systematische Therapie mit der Einzelfamilie
- die Familiengruppentherapie
- Selbsthilfegruppen.

Wir geben der Familientherapiegruppe den Vorzug, da diese allen Betroffenen die meisten Vorteile bietet. Die Einbeziehung der Angehörigen erweist sich allerdings oft als schwierig; sei es, daß äußere Faktoren wie eine große räumliche Entfernung dagegen sprechen, sei es, daß sie an der inneren Abwehr der Angehörigen oder am Widerstand der Betroffenen scheitert.

So wertvoll uns eine Zusammenarbeit mit Angehörigen erscheint, sind wir dennoch davon überzeugt, daß die notwendige Aufarbeitung der Familienproblematik auch mit unserer Patientin allein möglich ist.

Kriterien für eine ambulante, teilstationäre oder stationäre Behandlung

Eine Magersuchts- und Bulimiebehandlung kann sowohl ambulant als auch teilstationär oder stationär durchgeführt werden. Entscheidend ist die individuelle Krankengeschichte. Einige Kriterien für eine stationäre Behandlung sind unserer Ansicht nach:

- ein schlechter psychischer oder körperlicher Zustand,
- Dauer der Erkrankung über mehrere Jahre,
- gescheiterte ambulante Behandlung,
- unerträgliche Spannungen in der Familie,
- der Wunsch, ohne Familie zurechtzukommen, oder
- die Überzeugung, in einer stationären Behandlung besser aufgehoben zu sein als in einer ambulanten, aus welchen Gründen auch immer.

Vor Beginn einer jeden Therapie finden sogenannte Vorgespräche statt. Sie dienen dem gegenseitigen Kennenlernen, der Überprüfung der Diagnose und der Information über das therapeutische Vorgehen. In einem solchen Gespräch haben Sie selbstverständlich auch die Möglichkeit, mit dem Therapeuten die Frage einer ambulanten oder stationären Behandlung zu diskutieren.

Vor allem bei stationären Behandlungen muß fast immer mit Wartezeiten gerechnet werden. Bitte »nutzen« Sie diese Wartezeit nicht dazu, um noch weiter abzunehmen oder die Zahl ihrer Heißhungerattacken noch weiter zu erhöhen, weil Sie vielleicht der Ansicht sind, für eine stationäre Behandlung doch nicht krank genug zu sein. Jede Betroffene ist hilfsbedürftig, und niemand muß mit einem besonderen Schweregrad der Erkrankung aufwarten, um eine Behandlung wert zu sein.

Es ist sicher nicht falsch, sich mehrere Einrichtungen anzusehen, bevor man sich für eine Behandlungsform entschließt. Allerdings gibt es Betroffene, die fast jede Institution in der Bundesrepublik kennen, ohne sich jemals für eine Behandlung entschließen zu können. Sie haben an jedem Therapeuten oder jeder Therapieform etwas auszusetzen. Häufig werden sie dabei unterstützt von den Angehörigen, besonders wenn diese negativ gegen eine Psychotherapie eingestellt sind.

Behandlungsdauer

Die Dauer einer sinnvollen Behandlung ist unterschiedlich lang. Sie schwankt zwischen einem Jahr und drei Jahren, je nach Schwere und Dauer der Erkrankung. Ist eine stationäre Behandlung notwendig, so dauert diese in den meisten Kliniken mehrere Monate bis zu einem Jahr. Mit der stationären Behandlung ist die Therapie aber nicht abgeschlossen, sondern eine weiterführende ambulante Therapie ist notwendig. Die meisten Patientinnen, vor allem die Magersüchtigen, sind davon überzeugt, alles wesentlich schneller hinter sich bringen zu können, und setzen sich unter einen entsprechenden Leistungsdruck. Aber eine Krankheit, die sich über einen so langen Zeitraum entwickelt hat, ist nicht im Handumdrehen wieder aus der Welt zu schaffen.

Eine Magersüchtige:

»Als ich vor zweieinhalb Jahren mit meiner Therapie begann, hätte ich mir niemals träumen lassen, daß sie so lange dauern wird. Ich war davon überzeugt, daß bei mir alles nicht so schlimm ist und ich die Magersucht viel rascher in den Griff bekomme als die anderen. Ich sah die Therapie unter einem Zeit-Leistungs-Gesichtspunkt, und meine Eltern natürlich noch viel mehr. Außerdem hatte ich riesige Angst vor Veränderungen und dem Bewußtwerden von vielleicht schmerzhaften Tatsachen. Um so mehr wollte ich alles so schnell wie möglich hinter mich bringen.«

Hilfe zur Bewältigung der Eßstörung

Beeinflussung des gestörten Eßverhaltens

Wir haben Ihnen bereits Anleitungen für eine Analyse Ihres gestörten Eßverhaltens gegeben und möchten Ihnen nun bei der Bewältigung helfen. Wir tun dies nicht, weil wir in der Normalisierung des Eßverhaltens und einer Gewichtszunahme die Lösung Ihrer Probleme sehen; wir wissen aber, daß Eßgestörte häufig ihren Symptomen hilflos ausgesetzt sind und sich damit alleingelassen fühlen. Das ist besonders gravierend, wenn Psychotherapeuten ein bestimmtes Ausgangsgewicht für den Beginn der Psychotherapie fordern. Andere gehen im Rahmen ihrer therapeutischen Arbeit nicht auf die Eßstörung ein, weil sie erwarten, daß sie sich mit Aufarbeitung der zugrundeliegenden Probleme in Wohlgefallen auflösen wird. Angehörige, vor allem Väter, behaupten immer wieder, essen sei das Normalste von der Welt, und somit könnten Magersüchtige auch essen, wenn sie nur wollten. Eltern sollten aufhören, die Eßstörung als Marotte oder Tick abzutun. Ihr Unverständnis löst fast immer Wut und Opposition bei den Betroffenen aus und bewirkt selten mehr als ein Verharren in der Eßstörung.

Wir möchten Sie anleiten, Ihre Eßstörung anzugehen. Erwarten Sie aber nicht von uns, daß wir Ihnen mit irgendeinem Zaubertrick die Angst vor einer Gewichtszunahme nehmen können oder den Impuls, große Nahrungsmengen zu verschlingen und zu erbrechen. Wir können Ihnen auch nicht versprechen, daß Sie durch eine Gewichtszunahme ein glücklicher Mensch werden, daß Ihr Unglücklichsein dann ein Ende hat und mit der Gewichtszunahme alles das in Erfüllung gehen wird, was Sie sich von einem guten Leben erhoffen. Es wäre ein wichtiger Schritt, zu erkennen und zu akzeptieren, daß es für die meisten Dinge im Leben weder Erfolgsrezepte noch Garantien gibt und daß jeder von uns den Unsicherheiten des Lebens ausgesetzt ist. Es bleibt jedem einzelnen überlassen, sich diesen Unsicherheiten zu stellen, sich mit ihnen auseinanderzusetzen oder aber ihnen auszuweichen, sie zu leugnen und ihnen mit Pseudosicherheiten zu begegnen. Magersüchtige und Bulimikerinnen glauben lange Zeit, in der Eßstörung ein sicheres Erfolgsrezept gefunden zu haben, wenigstens eine gute Problemlösungsstrategie. Aber das ist leider ein Irrtum. Ebenso irrig ist die Meinung vieler Eßgestörter, daß alle anderen Menschen das Rezept für Glücklichsein kennen, nur sie nicht.

Die Gewichtszunahme und die Überwindung von Heißhungerattacken sind eine harte, mühsame, angstbesetzte und langwierige Arbeit. Magersüchtige und bulimisch Kranke haben verlernt zu essen und müssen es in kleinen Schritten wieder lernen. Die Eßstörung hat sich über Jahre entwickelt und gleichermaßen verselbständigt und fixiert. Zu dieser Fixierung tragen wesentlich die Falschsuggestionen bei, denen sich Betroffene in einem langen Zeitraum ausgesetzt haben.

Ihr fester Wille, die Eßstörung ganz aufzugeben, ist ausschlaggebend. Die Bereitschaft, nur lästige Seiten der Erkrankung zu bekämpfen, wie ein extremes Untergewicht oder zu häufige Heißhungerattacken, reicht nicht aus.

Man kann Magersucht oder Bulimie nicht »ein bißchen aufgeben« und sie wenigstens noch »ein bißchen behalten« – Sie sollten sie ganz aufgeben, ohne alle Vorbehalte. Sie müssen bereit sein, die Ausdrucksform Hungern oder Heißhunger gegen eine andere Sprache einzutauschen, die Sie erst mühsam erlernen müssen. Es lohnt sich, auch wenn spürbare und greifbare Erfolge häufig lange auf sich warten lassen und Sie nicht unmittelbar für die Mühe, die Sie auf sich nehmen, belohnt werden.

Ratschläge für eine Gewichtszunahme

- Essen Sie ausgewogen und nicht einseitig.

Essen Sie alles, was Ihnen schmeckt, sogar Kohlenhydrate in Form von Süßigkeiten und Fette in Form von Butter. Vermeiden Sie unter allen Umständen, immer dasselbe zu essen und sich nun wiederum zwanghaft an etwas zu halten, was besonders »gesund« sein soll.

- Variieren Sie Ihre Nahrungszusammenstellung. Sie dürfen und können alles essen, ohne unsinnig zuzunehmen.

Eine ausgewogene und vielseitige Ernährung ist der beste Garant dafür, daß Sie nicht eines Tages die Kontrolle verlieren und dann alles wahllos in sich hineinessen, was Sie sich lange Zeit verboten haben.

- Nehmen Sie an gemeinsamen Mahlzeiten teil, wenn Sie in Ihrer Familie oder in einer Wohngemeinschaft leben.

Nutzen Sie die Möglichkeit, in der Mensa oder Kantine zu Mittag zu essen. Schlagen Sie Einladungen nicht weiterhin aus, weil es dort etwas zu essen gibt. Geben Sie bewußt die absolute Kontrolle über Ihre Nahrungszufuhr auf, essen Sie das, was andere zubereitet haben. Hören Sie auch in der Familie auf, Ihre Speisen gesondert zuzubereiten. Essen Sie bewußt das, was die anderen auch essen. Versuchen Sie nicht, die anderen beeinflussen zu wollen. Überlassen Sie es Ihrer Mutter, zu kochen, wie sie es für richtig hält. Kochen Sie ab und zu einmal, wenn es Ihnen Spaß macht, nicht aber, um Kontrolle auszuüben. Verlangen Sie auch nicht weiterhin von Ihrer Mutter oder einem anderen Familienmitglied, genausoviel zu essen wie Sie; Ihre Mutter möchte vielleicht ihr Gewicht halten, Sie aber haben sich entschlossen zuzunehmen.

- Lösen Sie sich aus jeder Form von Abhängigkeit oder Rivalität, auch zu Ihrer Schwester oder einer Freundin.

Beweisen Sie nicht nur Mut durch Essen von Speisen, die Sie selbst nicht zubereitet haben, sondern auch in bezug auf die Menge; geben Sie es auf, jeden Krümel, den Sie essen, abzuwiegen und den Kaloriengehalt genau auszurechnen.

- Fangen Sie an, die für Sie richtige Menge bewußt über den Daumen zu peilen.

Überprüfen Sie am nächsten Tag Ihr Gewicht, und Sie werden feststellen, daß Sie keine besondere Gewichtszunahme beklagen müssen, nur weil Sie nicht alles abgewogen haben.

- Beim Einkaufen raten wir Ihnen, häufiger zu den früher »verbotenen« und dafür seltener zu den früher »erlaubten« Nahrungsmitteln zu greifen.

- Verteilen Sie Ihre Nahrung möglichst auf mehrere Mahlzeiten am Tag. Wir empfehlen drei Haupt- und drei Zwischenmahlzeiten.

Damit erreichen Sie, daß das Völlegefühl, worüber einige anfänglich klagen, erträglicher wird und Sie schneller in den Genuß des Essens gelangen. Sie können Ihre Wahrnehmung, Hunger zu haben oder satt zu sein, schulen, indem Sie ganz bewußt vor einer Mahlzeit – z. B. morgens vor dem Frühstück – in sich hineinhorchen, ob Sie so etwas wie ein Hungergefühl verspüren, und nach dem Frühstück, ob Sie so etwas ähnliches empfinden wie ein Sättigungsgefühl. Erwarten Sie nicht, daß Sie sich schon bald auf Ihre Hunger- und Sättigungsgefühle verlassen können. Bei manchen stellt sich zu schnell ein Sättigungsgefühl ein, sie vermögen Sättigungs- und Völlegefühl nicht zu unterscheiden. Andere empfinden überhaupt kein Sättigungsgefühl und befürchten, endlos weiteressen zu können. Es ist nicht verwunderlich, daß es auch hier der Geduld bedarf. Zu lange haben Sie Ihre Bedürfnisse ignoriert und ihnen zuwidergehandelt – Monate, Jahre, manche sogar ein Leben lang.

Wir möchten Ihnen bewußt keine Rezepte für Frühstück, Mittagessen, Abendessen und Zwischenmahlzeiten geben, aus Sorge, Sie könnten sich dann wieder zwanghaft an das klammern, was wir Ihnen vorschlagen. Stellen Sie sich Ihre Mahlzeiten selbst zusammen, achten Sie auf Ausgewogenheit und Vielseitigkeit und versuchen Sie, jeden Tag wenigstens eine Kleinigkeit zu variieren.

Zum **Frühstück** empfehlen wir: Müslisorten aller Art, Haferflokken, Yoghurt in allen Variationen, mit oder ohne Früchte, mit oder ohne Sahne; Vollkornbrot, gelegentlich auch einmal ein Brötchen oder ein Croissant, Butter, Marmelade, Honig und auch Aufschnitt.

Für die **Zwischenmahlzeit** eignen sich: Yoghurt, Gemüse, Obstsorten aller Art; Schokolade, Kekse.

Zum **Mittagessen** müssen Sie nicht immer Fleisch essen, sollten es aber in regelmäßigen Abständen tun, ebenso Fisch- und Eierprodukte, gelegentlich auch eine Mehlspeise. Essen Sie alle Beilagen, nicht nur Gemüse und Salate, sondern auch Kartoffeln, Reis und Nudeln.

Am **Nachmittag** können Sie sich sehr wohl neben Obst auch einmal ein Stück Kuchen oder ein Stück Schokolade gönnen.

Am **Abend** Aufschnitt, Käse, Wurst, Vollkornbrot, Butter, Salate und Rohkost. Vor dem Schlafengehen sollten Sie noch ein Stück Obst, gelegentlich eine Praline oder einen Keks essen.

Wichtig ist, daß Sie viel **Flüssigkeit** zuführen. Wir empfehlen, jeden Tag einen bis zwei Liter Mineralwasser zu trinken, dafür aber den Kaffee- und Teekonsum, heiß, mit Süßstoff gesüßt, einzuschränken.

Sie sollten mit etwa 1000 kcal beginnen, die Sie allmählich auf 2500 kcal steigern. Selbstverständlich ist Ihr Ausgangsgewicht ausschlaggebend. Wir raten Ihnen aber sehr, damit aufzuhören, Ihre Nahrung abzuwiegen und genau auszurechnen. Sie wissen noch viel zu gut, wie viele Kalorien die einzelnen Nahrungsmittel enthalten.

- Protokollieren Sie, was Sie zuführen, nur so können Sie, wenn nötig, Korrekturen anbringen.

Wir halten eine Gewichtszunahme von 500 bis 1000, maximal 1500 Gramm pro Woche für vernünftig. Hier ist wiederum Ihr Ausgangsgewicht ausschlaggebend. Bestimmen Sie, wieviel Sie ungefähr in einer Woche zunehmen wollen, möglichst nicht von Tag zu Tag. Wir wissen, daß viele Magersüchtige auf gar keinen Fall von einem Tag zum anderen mehr als hundert Gramm zunehmen wollen. Schwankungen sind aber physiologisch bedingt und sollten Sie nicht irritieren. Nehmen Sie stetig zu. Nehmen Sie die Angstbewältigung bei der Gewichtszunahme in Angriff, gestatten Sie sich aber auch ab und zu ein Ausruhen, ehe Sie mit neuem Mut weiter zunehmen. Wir wissen, daß bestimmte Gewichtsgrenzen besondere Hürden sind, vor allem runde Zahlen wie 40, 45, 50 kg. Überwinden Sie sich und machen

Sie sich klar, daß kein Mensch dieser Welt sehen wird, ob Sie 49,9 oder 50,0 kg wiegen.

Anfänglich sollten Sie sich täglich wiegen, aber spätestens nach vierzehn Tagen sollten Sie sich langsam der Waage entziehen und ein Gespür dafür bekommen, ob Sie ein gewünschtes Gewicht halten, über- oder unterschreiten – nicht auf das Gramm genau, sondern wiederum nur über den Daumen gepeilt.

Es wäre ein großer Erfolg, wenn Sie sich von der Macht der Waage befreien könnten und es nicht mehr zuließen, daß Ihre Stimmung von dieser Waage diktiert wird; Glück und Zufriedenheit können nicht von ein paar hundert Gramm abhängen. Legen Sie sich eine Gewichtskurve an, in die Sie immer nach dem Wiegen Ihr Gewicht eintragen, so daß Sie die Zunahme beobachten können.

Erwarten Sie bei einer Gewichtszunahme nicht von vornherein eine perfekte Verteilung, so, wie Sie Ihnen zusagt. Es kann sein, daß Sie zunächst am Bauch oder auch im Gesicht zunehmen, jedenfalls dort, wo Sie es gerade nicht wollen. Erfahrungsgemäß kommt es im Laufe der Zeit zu einer ausgewogeneren Verteilung. Dennoch können wir nicht davon ausgehen, daß eine Gewichtszunahme so verläuft, daß Sie rundum damit zufrieden sind. Es gibt wohl kaum einen Menschen, der mit jedem Körperteil, so, wie er ist, selbst bei einer schlanken Figur, einverstanden ist: der eine hat zu breite Hüften, der andere zu breite Schultern, der eine zu dünne, der andere zu dicke Oberschenkel, oder die Proportionen stimmen nicht. Vergessen Sie nicht, daß man Körperpartien, die einem nicht behagen, sehr gut mit geschickter Kleidung kaschieren kann.

Ratschläge zur Beeinflussung von Heißhungerattacken

Reflektieren Sie noch einmal die Entwicklung, Art, Ablauf und Häufigkeit Ihrer Heißhungerattacken, lesen Sie sich durch, was Sie darüber geschrieben haben. Je detaillierter und differenzierter Sie sich mit Ihrer Bulimie konfrontieren und auseinandersetzen, um so besser ist die Voraussetzung und wohl auch Motivation, sie schrittweise zu bewältigen. Wir sind immer wieder erstaunt über das vage Wissen unserer Patienten in bezug auf Einzelheiten Ihres Verhaltens.

Können Sie auf Anhieb folgende Fragen beantworten?

Wieviel Zeit benötigen Sie am Tag/in der Woche für die Beschaffung der Nahrung, die Organisation des Freßanfalles, den Ablauf und die Beseitigung der Spuren?

Wie viele Heißhungerattacken hatten Sie bisher insgesamt?
Waren es hundert, zweihundert, dreihundert oder gar tausend?
Wieviel Geld kosten die Lebensmittel, die Sie zu sich nehmen und wieder erbrechen?
Wieviel Geld haben Sie, zusammengerechnet, während Ihrer bulimischen Phase schon ausgegeben?
Wie oft haben Sie gestohlen und sich damit der Gefahr ausgesetzt, beim Stehlen erwischt zu werden?
Wie oft sind Sie schon beim Stehlen erwischt worden?
Wie oft kommt es in Ihrer Familie zu Auseinandersetzungen wegen Ihrer Heißhungerattacken?
Wie oft haben Sie sich selbst und anderen versprochen, es niemals mehr zu tun?

Glauben Sie, Ihrem Tun hilflos ausgeliefert zu sein und ohnmächtig zusehen zu müssen, wie Sie sich langsam zerstören? Sie sind weder Ihren Heißhungerattacken ohnmächtig ausgeliefert, noch müssen Sie tagaus, tagein stehlen und sich immer wieder der Gefahr aussetzen, Ihren weiteren Werdegang zu gefährden.

Sie sind nicht gezwungen, unmäßig viel zu essen; Sie tun es, weil Sie es wollen. Sie können es auch lassen, zwar nicht auf Knopfdruck, auch nicht von heute auf morgen, aber in kleinen Schritten.

Es sind nicht die anderen, es ist nicht die Krankheit, der Sie ausgeliefert sind, auch wenn es manchmal so scheinen mag; es ist nur angenehmer, so zu denken, weil Sie dann keine Verantwortung übernehmen müssen. Wir kennen viele, die nach langen Jahren der Krankheit den Kampf gegen die Bulimie gewonnen haben, aber es sind nicht alle. Auch Sie können gewinnen – nicht, indem Sie auf ein Wunder warten, das wird nicht kommen, sondern indem Sie arbeiten und sich durch Mißerfolge nicht entmutigen lassen.

Machen Sie die Bewältigung Ihrer Heißhungerattacken zu Ihrer eigenen Sache. Suchen Sie sich von den Vorschlägen, die wir machen, die erfolgversprechendsten aus, und setzen Sie sie in die Tat um. Seien Sie vor allem stetig und konsequent. Vielleicht kommen Sie auch durch unsere Vorschläge auf eigene Ideen.

Punkte, die uns wichtig erscheinen:

- Protokollieren Sie zunächst nur acht Tage lang so detailliert wie möglich, was Sie von morgens bis abends zu sich nehmen.
- Registrieren Sie nicht nur Ihre Heißhungerattacken, sondern auch Ihr sonstiges Eßverhalten. Bei den meisten von Ihnen wird

deutlich werden, daß Sie nicht nur in bezug auf Ihre Heißhungerattacken, sondern auch unabhängig davon ein gestörtes Eßverhalten haben.

- Ziehen Sie jeden Abend Bilanz im Hinblick auf Häufigkeit, Art und Zeitaufwand Ihrer Heißhungerattacken sowie Ihres sonstigen Eßverhaltens.
- Stellen Sie Ihr Gewicht fest. Bestimmen Sie, ob Sie zu-, abnehmen oder Ihr Gewicht halten wollen.
- Legen Sie zunächst ein Zielgewicht von mindestens zehn Prozent unter Ihrem Idealgewicht fest.
- Halten Sie jede Vereinbarung, die Sie mit sich treffen, schriftlich fest.
- Wenn Sie acht Tage lang Ihr Verhalten protokolliert haben, definieren Sie Ihre Ziele in bezug auf Gewicht – Eßverhalten – Heißhungerattacken. Arbeiten Sie nicht nach dem Alles-oder-Nichts-Prinzip, sondern definieren Sie Teilschritte.
- Bestimmen Sie die Nahrungsmenge, die Sie pro Tag zuführen wollen, nach Ihrem Ausgangsgewicht. Sie sollte zwischen 1000 und 2500 kcal liegen.
- Wiegen Sie die Nahrung, die Sie zuführen, nicht ab. Rechnen Sie die Kalorienmenge nicht exakt aus.
- Lernen Sie wieder, Mahlzeiten einzunehmen; wir raten zu drei Haupt- und drei Zwischenmahlzeiten.
- Essen Sie in jedem Fall an einem gedeckten Tisch mit Messer und Gabel. Essen Sie außerhalb Ihrer Mahlzeiten nichts.
- Wiegen Sie sich zunächst täglich. Fangen Sie dann allmählich an, sich von der Waage zu lösen, und wiegen Sie sich dann nur dreimal, dann einmal pro Woche und schließlich nur noch einmal im Monat.
- Tragen Sie Ihr Gewicht in eine Gewichtskurve ein.
- Protokollieren Sie täglich Ihr Verhalten entsprechend den von Ihnen definierten Teilschritten.
- Fragen Sie sich bei den nicht erreichten Zielen nach dem Grund: Haben Sie sich nicht genügend engagiert? War der Schritt, den Sie gewählt haben, zu groß?

- Nehmen Sie sich ab heute vor, daß Sie Ihr Essen nicht mehr entwenden, weder zu Hause noch in der Wohngemeinschaft, in der Sie leben, noch in einem Geschäft. Nehmen Sie Ihr Taschengeld, Ihre Ersparnisse, oder jobben Sie, um es zu bezahlen.
- Fragen Sie sich vor jedem Freßanfall nach dem Grund. »Fresse« ich

  aus Gewohnheit?
  aus einem Gefühle der Leere?
  weil ich mich geärgert habe?
- Fragen Sie nach Alternativen für eine Heißhungerattacke.
  Einige Tips:

  Bringen Sie Ihre Schuhe zum Schuster.
  Schreiben Sie einen Brief.
  Putzen Sie Ihr Bad.
  Gehen Sie ins Kino.
  Rufen Sie eine Freundin an.
  Maniküren Sie Ihre Finger- und Fußnägel.
  Waschen Sie Ihre Haare.
  Gehen Sie spazieren.
  Setzen Sie sich in ein Straßencafé.
  Hören Sie Musik.
  Lesen Sie die Zeitung.
  Kaufen Sie ein, was Sie mögen, nur nichts zu essen.
- Bevor Sie einen »Freßanfall« haben, schreiben Sie detailliert auf, wie er ablaufen soll:

  Wo beschaffe ich die Nahrung?
  Wo werde ich meinen Freßanfall abhalten?
  Wie wird er ablaufen?
  Wie lange benötige ich zur Spurenbereinigung?
  Wie werde ich mich danach fühlen?
- Fragen Sie sich dann noch einmal, ob Sie Ihren »Freßanfall« nun abhalten wollen oder nicht; vielleicht fällt Ihnen doch noch etwas Besseres ein.
- Vermeiden Sie bewußt vertraut gewordene »Freßzeiten« – etwa, wenn Sie aus der Uni kommen, von der Arbeit oder am Abend vor dem Schlafengehen. Legen Sie Ihren »Freßanfall« in eine Zeit, die Ihnen ungewohnt ist.

- Variieren Sie die Nahrung. Kaufen oder beschaffen Sie sich nicht mehr die Nahrung, die Sie für Ihre Heißhungerattacken immer bevorzugt haben.
- Reduzieren Sie in kleinen Schritten die Menge.
- Essen Sie nicht mehr auf dem Fußboden oder vor dem Eisschrank, sondern stellen Sie die Speisen, die Sie essen wollen, auf den Tisch, und essen Sie mit Messer und Gabel. Versuchen Sie, Ihren »Freßanfall« vorzeitig abzubrechen. Fragen Sie sich zwischendurch immer wieder, ob es notwendig ist, daß Sie alles, was auf dem Tisch steht, essen.
- Entscheiden Sie vor der Heißhungerattacke, ob Sie danach erbrechen wollen oder nicht. Wenn Sie bereit sind, die Folgen Ihrer Völlerei zu tragen, werden Sie die Menge, die Sie zuführen, automatisch reduzieren.
- Kaufen Sie, wenn Sie allein leben, nur noch die Nahrungsmengen ein, die Sie für einen Tag benötigen. Vermeiden Sie es, Vorräte im Haus zu haben.
- Verbieten Sie sich, außerhalb der üblichen Geschäftszeiten einzukaufen, etwa am Bahnhof oder an irgendeinem Kiosk.

Wenn Sie sich vor dem Schritt fürchten, Ihre Heißhungerattacken ein für allemal aufzugeben, erlauben Sie sich noch eine pro Woche über einen Zeitraum von einigen Wochen. Fixieren Sie aber vorher Tag und Uhrzeit genau. Außerhalb dieser vorgegebenen Zeit sollten Sie keine Heißhungerattacken haben. Es sind gar nicht so wenige, die dann auf den »Freßanfall« verzichten.

Wenn Sie regelmäßig Abführmittel einnehmen, sollten Sie unter allen Umständen versuchen, von dieser Gewohnheit loszukommen. Stellen Sie zunächst fest, wie viele Abführmittel Sie pro Tag einnehmen. Reduzieren Sie die Dosis täglich und stetig, bis Sie bei null angekommen sind. Ein Abführmittelmißbrauch schadet Ihrem Organismus mindestens ebenso wie das Erbrechen. Es ist also gar keine Frage, daß Sie ihn einstellen sollten. – Ihr Darm wird wieder beginnen, ohne Abführmittel zu arbeiten.

Stellen Sie Ihren ganz persönlichen Therapieplan zur Bewältigung Ihrer Heißhungerattacken auf. Folgen Sie unseren Vorschlägen oder noch besser: Ihren eigenen Ideen, die Sie vielleicht bekommen haben. Protokollieren Sie in jedem Fall von morgens bis abends Ihr Eßverhalten. Betrügen Sie sich nicht selbst, und überfordern Sie sich nicht. Definieren Sie immer wieder Teilziele, und gehen Sie sie in kleinen Schritten an, bis Sie Ihre großen Ziele erreicht haben.

Es genügt nicht, gegen das gestörte Eßverhalten anzugehen. Es ist ebenso dringend notwendig, Alternativen für die Heißhungerattacken und das Hungern aufzubauen. Viele von Ihnen bedrängen vielleicht längst die Fragen:

»Was fange ich mit meiner vielen Zeit an, die ich nicht mehr für meine Eßstörung verwende?«
»Wie strukturiere ich meinen Tag?«
»Wie entspanne ich mich?«
»Wie gehe ich mit meiner Einsamkeit um?«
»Wie setze ich mich gegenüber meinen Eltern durch?«

Einiges können Sie selbst in Angriff nehmen; anderes ist Aufgabe der psychotherapeutischen Arbeit. Denken Sie an Ihren Körper, den Sie so lange übel attackiert haben. Tun Sie ihm etwas Gutes: Ernähren Sie sich gesund, pflegen Sie sich und treiben Sie maßvoll Sport. Gehen Sie ab und zu zur Kosmetikerin und zum Friseur. Pflegen Sie Ihre Haut, Ihre Haare, Ihre Hände, Füße, Nägel und Zehen. Entspannen Sie sich in einem wohlriechenden Bad. Genießen Sie das Duschen nach dem Joggen, Tanzen, Surfen oder Skilaufen. Kaufen Sie sich etwas Schönes zum Anziehen.

- Tun Sie etwas für sich, auch wenn Sie damit nicht auf Anhieb die Schönste, Attraktivste werden.

Lernen Sie eine Fremdsprache. Das Angebot in den Volkshochschulen ist groß. Aber vor allem: Gehen Sie auf Menschen zu, nehmen Sie Beziehungen auf. Warten Sie nicht ab, bis jemand auf Sie zukommt; ergreifen Sie die Initiative und seien Sie bereit, etwas zu investieren, wenn Sie an Beziehungen zu anderen Menschen interessiert sind. Hören Sie auf, sich einzureden, daß alle Menschen in Ihrer Umgebung banal, dumm oder oberflächlich sind. Schrauben Sie Ihre Ansprüche zurück.

- Versuchen Sie, Freude an Menschen zu bekommen, auch dann, wenn Sie nicht der Mittelpunkt sind. Lernen Sie, in einer menschlichen Beziehung etwas anderes zu erleben als Rivalität und Konkurrenz.

Denken Sie selbst über Alternativen für Ihre Heißhungerattacken nach. Es ist gar nicht so schwer, etwas zu finden, was in jedem Fall sinnvoller und entspannender ist als zu fressen und zu erbrechen. Alles, was Sie in Angriff nehmen werden, kostet Mühe und gelingt nicht von heute auf morgen. Haben Sie Ausdauer, denn es braucht Zeit, bis es Spaß macht zu tanzen, produktiv und schöpferisch zu sein und mit Menschen umzugehen.

Bedenken Sie, wie lange Sie ausgestiegen waren und »Fressen« und »Kotzen« allein Ihr Leben beherrscht haben.

Gedanken über die sinnliche Wahrnehmung

Eßgestörtsein bedeutet hochgradige Einengung auf ein schmales Stück unnatürlichen Lebens. Das Denken ist auf die Eßstörung konzentriert; Hunger- und Völlegefühl sind oft die einzigen, die noch gespürt werden. Über Emotionen entscheidet der Zeiger der Waage. Eßgestörte nehmen die Welt um sich herum kaum mehr wahr.

Eßgestörte essen in Abhängigkeit vom Kaloriengehalt der Nahrungsmittel oder sie verschlingen wahllos Unmengen in der bulimischen Phase. Beides hat mit Essen nichts zu tun. Ein Essen genießen, sich an einem Essen freuen kann man auch dann, wenn man nicht an einer Festtafel ißt, ein lukullisches Mahl verzehrt oder seine Lieblingsspeisen vorgesetzt bekommt. Es wird auch kaum möglich sein, daß man sich an jeder Mahlzeit gleichermaßen erfreut; manches, was man vorgesetzt bekommt, schmeckt eben nicht. Aber die Fähigkeit, Nahrung zu genießen, sollte man sich bewahren oder sie zumindest anstreben, wenn man sie noch nicht kennt. Essen kann eine sinnliche Wahrnehmung bedeuten: Ich kann einen Apfel nehmen, in der Hand halten, ihn anschauen und beriechen, ich kann ihn auseinanderbrechen oder schneiden und schälen; ich kann das süße Aroma schmekken oder das säuerlich-saftige; der Apfel kann mir zu mehlig sein oder gerade recht; sein Geschmack kann mich an einen früheren Apfel erinnern, oder ich finde vielleicht, daß der Apfel fad schmeckt. Jedenfalls sehe, rieche, schmecke, spüre ich den Apfel oder irgendeine andere Frucht, die ich nicht einfach »zu mir nehme«, sondern mit wachen Sinnen esse, und so ist es mit vielen Produkten, die ich für meine tägliche Ernährung brauche. Schon das Einkaufen kann Spaß machen: Ob viel oder wenig, ob teuer oder preisgünstig, das Aussuchen kann Freude machen, lernen zu erkennen, ob Früchte reif sind, wann ein Käse am besten ist, und wie das Brot aussieht, das einem am besten schmeckt.

Gerade Früchte oder auch Gemüse sind ein gutes Beispiel dafür, wie man lernen kann, etwas mit allen seinen Sinnen wahrzunehmen. Aber das Wichtigste ist, daß man lernt, sich selbst wahrzunehmen. Irgendwo muß man damit beginnen, z. B. mit der Haut: Magersüchtige wirken oft sehr alt, die Haut wird trocken und schuppig und unelastisch, weil das Fettgewebe schwindet und zu wenig Flüssigkeit vorhanden ist. Als Außenstehender könnte man meinen, den Magersüchtigen ist das alles egal – vielleicht deshalb, weil sie sich sowieso häßlich finden, und da kommt es auf die Haut auch nicht mehr an. Aber gerade hier könnte man mit einer Änderung beginnen. Es könnte nämlich sein, daß die Hautveränderungen eines Tages nicht mehr verschwinden, auch wenn sich das Körpergewicht normalisiert hat. Dabei ist es so wichtig, eine einigermaßen gepflegte Haut zu haben, nicht nur wegen des Aussehens. Die Haut ist ein sehr wichtiges Sinnesorgan. Mit der Haut spüren wir die Umwelt, wir nehmen die Luft wahr und die Temperatur, wir spüren den Wind, den angenehm kühlen Wind, wenn es heiß ist, oder die eisige Luft im Winter, oder wir spüren Meeressand unter den Fußsohlen oder Waldboden oder Kieselsteine oder einen Teppich oder die Holzdielen. Wieder kommt es nicht darauf an, ob etwas als angenehm oder unangenehm empfunden wird oder sogar als schmerzhaft; wichtig ist allein, etwas wahrzunehmen und sich bewußtzumachen. Dann kann man sich Angenehmes aussuchen, wenn man Lust darauf hat, z. B. ein warmes Bad spüren oder das kühle Leintuch oder eine besonders weiche Wolle auf der Haut.

Man kann gar nicht genug betonen, wie wichtig es ist, zu lernen, sich selbst zu spüren, den eigenen Körper wahrzunehmen. Dazu gehört auch ein bißchen Körperpflege, aber nicht nur, um eine hygienische Forderung zu erfüllen, sondern auch weil es schön ist, den eigenen Körper wahrzunehmen und ihm ab und zu etwas Gutes anzutun. Es kann schön sein, sich der eigenen Kraft oder einer bestimmten Bewegung bewußt zu werden oder die Müdigkeit vor dem Einschlafen zu genießen oder sich einfach zu entspannen.

Das alles können Sie lernen. In kleinen Schritten können Sie sich daranmachen, Ihre Umwelt mit Ihren Sinnen in sich aufzunehmen. Sie können mit Ihrem Finger erkunden, aus welchem Material Gegenstände in Ihrer Umgebung gemacht sind, und sie unterscheiden lernen, ohne hinzuschauen. Sie können das Wetter beobachten und die Bewegung der Wolken und den Wechsel von Licht und Schatten. Sie können lernen, sich Gerüche bewußtzumachen, angenehme und unangenehme.

Sie können ein Interesse an sich, Ihrer Umwelt wecken und sich an den Wahrnehmungen und Erfahrungen erfreuen, und Sie werden sich eines Tages eingestehen, daß ein eßgestörtes Leben nur eine stark eingeengte, verzerrte Wahrnehmung erlaubt und daß der Preis für die wenigen, scheinbaren Vorteile auf jeden Fall viel zu hoch ist.

Unser therapeutisches Konzept

In diesem Kapitel möchten wir unser therapeutisches Konzept beschreiben und dabei einige unserer Patientinnen zu Wort kommen lassen, weil wir der Ansicht sind, daß es angstmindernd ist, wenn Sie sich eine Psychotherapie möglichst konkret vorstellen können.

Wir entwickeln am Max-Planck-Institut für Psychiatrie in München seit 1982 Behandlungsprogramme für Magersucht, Bulimie und in jüngster Zeit auch für übergewichtige Patientinnen. 1989 haben wir europaweit die erste Tagklinik für Eßstörungen eröffnet und 1994 sind wir in eigene Räume außerhalb des Klinikgeländes gezogen. Aus der Tagklinik für Eßstörungen ist das Therapie-Centrum für Eßstörungen geworden.

Unser Therapiemodell gliedert sich in vier aufeinanderfolgende Phasen:

1. Motivationsphase (1–2 Monate)
2. Tagklinische Phase (3 Monate)
3. Ambulante Phase (1–2 Jahre)
4. Selbsthilfephase (6 Monate)

Der erste Kontakt dient dem gegenseitigen Kennenlernen und gibt uns die Möglichkeit, unsere therapeutische Arbeit zu erklären und Fragen zu beantworten. Einige fühlen sich bevormundet, wenn ihre Mütter oder Väter für sie den Therapeuten aussuchen. Auch wir halten es für gut, wenn Betroffene von Anfang an ihre Therapie selber in die Hand nehmen. Wir fordern Angehörige, die sich an uns wenden, meistens auf, ihre Tochter zu bitten, uns selbst anzurufen – ob sie volljährig ist oder nicht.

Motivationsphase

Wir sind der Überzeugung, daß die ungünstigen Prognosen für eine Beseitigung der Eßstörungen mit der oft lange Zeit fehlenden oder fragwürdigen Motivation der Betroffenen für eine Krankheitsbewältigung zusammenhängen. Deshalb halten wir es für notwendig, eine tragfähige Behandlungsbereitschaft aufzubauen. Patientinnen und Patienten, die bei uns eine Therapie machen wollen, kommen nach einem Beratungsgespräch über einen Zeitraum von 1 bis 2 Monaten einmal wöchentlich zu gemeinsamen Informations- und Motivationsgesprächen zusammen. Wir machen sie mit dem Therapiekonzept, den Grundsätzen unserer Behandlung und unseren Erwartungen an ihre Mitarbeit vertraut. An den Sitzungen nehmen die Therapeutinnen und in der Therapie bereits fortgeschrittene Patientinnen teil. Es hat sich bewährt, Gruppen mit Patientinnen aus verschiedenen Therapiestadien zu mischen, um so das Expertentum derjenigen zu nutzen, die gleichartige Symptome und ähnliche Probleme durchlebt haben.

Wie Sie wissen, halten wir die Motivation zur Krankheitsbewältigung für den entscheidenden Faktor einer erfolgreichen Therapie. Wir wissen aber auch von den Schwierigkeiten, die viele damit haben und kennen Ängste, Vorurteile sowie falsche Motivationen für eine Behandlung: Man kann einer Therapie zustimmen, aber alles andere damit bezwecken, nur nicht die Krankheitsbewältigung. Manche beginnen eine Therapie ihren Eltern zuliebe oder weil sie dem Druck zuhause nicht länger standhalten können, obwohl sie selbst die Krankheit behalten möchten. Andere wollen den Beweis erbringen, daß es für sie keine Hilfe gibt. Wieder andere sind zwar bereit, Teilbereiche der Krankheit, die lästig sind, aufzugeben, nicht aber ihre gesamte Krankheitsideologie. Es gibt auch die, die nicht nur in der Magersucht und Bulimie etwas Besonderes sehen, sondern auch in einer Psychotherapie. Sie wollen damit beides: magersüchtig und bulimisch bleiben und zusätzlich psychotherapiert werden. Psychotherapie kann für sie zu einer intellektuellen Selbstbefriedigung werden. Ziel der Motivationsgruppe ist es, Motivation zu stärken und falsche Motivationen zu analysieren und zu korrigieren.

»Für mich war die Vorstellung, gesund sein zu können, ungefähr gleich vermessen wie die Vorstellung, einen Frosch zu küssen, aus dem dann ein Prinz wird. Ich wußte nicht, wie man gesund werden soll. Meine Motivation war eher passiv, die, mich gesund machen zu lassen. Daher habe ich lange mit der wirklichen Motivation gehadert. Als ich mich aber tatsächlich entschlossen hatte, fühlte ich mich wahnsinnig stolz: Ich hatte das Gefühl, das erste Mal seit sehr langer Zeit einen eigenen Entschluß gefaßt zu haben. Und ich habe mich durch die anderen Frauen, die denselben Schritt getan haben, wahnsinnig aufgehoben gefühlt.«

Ein weiteres wichtiges Anliegen in der Motivationsphase ist das gegenseitige Kennenlernen und das Erproben therapeutischer Maßnahmen, die in der tagklinischen und der ambulanten Phase von Bedeutung sind. So regen wir unsere Patientinnen an, schriftliche Protokolle über ihre täglichen Ernährungsgewohnheiten und typische Verhaltensweisen zu führen, wie Essensrituale, kalorienverbrauchendes Trainingsprogramm, Hungerbewältigungspraktiken, Kontrollmaßnahmen, Heißhungerattacken, Täuschungen. Außerdem motivieren wir unsere Patientinnen, ihre Lebens- und Krankengeschichte zu schreiben.

Einmal im Monat findet eine Familiengroßgruppe statt, das sogenannte »Sonntagsfrühstück«. Eingeladen sind Patientinnen und Angehörige aus der Motivationsphase, der tagklinischen und ambulanten Phase sowie Ehemalige. Es wird gemeinsam gefrühstückt und über alles, was die Anwesenden bewegt, diskutiert. Dabei geht es oft sehr emotional zu, für die meisten Familien etwas Ungewöhnliches. Die lebhaften Auseinandersetzungen im großen Kreis führen nicht selten dazu, daß innerhalb der einzelnen Familien im Anschluß an das »Sonntagsfrühstück« weiter diskutiert wird. So kann diese Begegnung für die Familie zu einer Herausforderung werden, miteinander zu sprechen.

Tagklinische Phase

Nach der Motivationsphase werden 24 Patientinnen und Patienten an einem bestimmten Tag gemeinsam in die Tagklinik aufgenommen. Sie kommen jeden Tag, auch am Wochenende, morgens um 8.30 Uhr in die Klinik, verbringen den Tag nach einem festgelegten Stundenplan mit Gruppengesprächspsychotherapie, verhaltenstherapeutisch orientiertem Eßprogramm, Körperwahrnehmungs- und Gestalttherapie, Entspannungsübungen, Tanz und spielerischen sportlichen Aktivitäten. Um 17.00 Uhr gehen sie nach Hause und bleiben so in ihr soziales Umfeld integriert. Sie gestalten den Rest des Tages, auch in bezug auf ihre weitere Nahrungszufuhr, in eigener Verantwortung. Zu Beginn der tagklinischen Phase wird eine Reihe medizinischer Untersuchungen durchgeführt. Die Patientinnen sind aktiv an der Organisation des Tagklinik-Alltags beteiligt mit Küchen- und Einkaufsdienst, Hilfestellungen und Rückmeldungen untereinander bei der Modifikation eßgestörter Symptome, Mitbetreuung von Patientinnen in der Krisenintervention, Themenvorschlägen für Gruppengespräche, Einladen von Familienangehörigen und Freunden zum Nachmittagskaffee und Mitarbeit bei Informationsveranstaltungen über Eßstörungen.

Ziel dieser teilstationären Phase ist, daß die Patientin Ursachen und Bedingungen ihrer Krankheit erkennt und beseitigt bzw. ändert. Sie soll ihre Symptome analysieren und zugleich versuchen, ihr symptomatisches Verhalten durch selbst entwickelte Handlungsalternativen zu ersetzen. Stationen auf dem Weg zu diesem Ziel sind:

Anleitung zur Selbstbeobachtung;
Rückkehr zu einer differenzierten Wahrnehmung;
Erkennen der Zusammenhänge zwischen Symptomen und den eigentlich krankheitsverursachenden Problemen im Hintergrund;
Abbau pathologischer Verhaltensweisen;

Verminderung von Risikofaktoren;
Aufbau unmittelbarer und langfristiger Verhaltensalternativen;
Lernen mit Rückfällen umzugehen.

Essensprogramm

Die Patientinnen nehmen die Mahlzeiten gemeinsam ein. Einmal in der Woche findet ein Essen mit den Therapeuten statt. Nach jedem Mittagessen kritisieren die Gruppenmitglieder untereinander ihr Eßverhalten und machen Änderungsvorschläge. Danach findet eine Entspannungsübung statt.

Weitere Übungen zur Beeinflussung des gestörten Eßverhaltens sind Essengehen in ein Restaurant, zusammen mit Therapeuten und ehemaligen Patientinnen, Schlemmer- und Genußtraining, bei dem bislang tabuisierte und »verbotene« Nahrungsmittel gegessen werden, die die Patientinnen lange Zeit entweder ganz gemieden oder aber wieder erbrochen haben.

Als erstes Zielgewicht haben wir ein Gewicht von 90% des Idealgewichts festgesetzt. Bei einer zugrundegelegten wöchentlichen Gewichtszunahme von 500 Gramm können stark untergewichtige Patientinnen unter Umständen ihr Zielgewicht in der tagklinischen Phase nicht erreichen. Wichtiger ist aber, daß die Patientinnen durch das Essensprogramm die Erfahrung machen, daß es Möglichkeiten gibt, in kleinen Schritten wieder ein normales Eßverhalten zu erlernen und zuzunehmen, eine Erfahrung, auf die sie in der ambulanten Phase zurückgreifen können.

Gedanken zum Essensprogramm:

»Die anderen Mädchen halten mir einen Spiegel vor, einen schrecklichen Spiegel. Wir können uns augenblicklich über nichts anderes unterhalten als über Essen. Das ewige Debattieren um Essen oder Nichtessen macht mich hier wahnsinnig; aber ich treibe ein doppeltes Spiel: Ich mache mich lustig über die Schwächen der anderen und habe doch selbst die gleichen Gedanken. Ich möchte die anderen schütteln und anschreien, weil mich diese ewige Kontrolle total nervt. Aber ich mache es ganz genauso, obwohl ich weiß, daß diese Eßfixierung, diese Engstirnigkeit jeden Schwung, jede Spontaneität und jede Lebensfreude tötet.«

»In meiner Vorstellung hatte ich mir das alles viel, viel grauenhafter und qualvoller vorgestellt, einfach unüberwindbar. Aber nun mache ich die Erfahrung, daß es mir gar nicht schwer fällt zu essen und, was ich einfach nicht begreifen kann, daß mir Essen sogar schmeckt.«

»Ich habe immer noch große Probleme, Essen als etwas Normales, Unproblematisches zu sehen. Ich habe einfach ein Problem damit, satt zu sein bzw. für mich ein Gefühl in der Richtung zu akzeptieren. Es ist irgendwie bedrohlich für mich. Ich habe immer die Angst, mich irgendwann nicht mehr unter Kontrolle zu haben. Die ersten Wochen war das etwas besser, weil ich da einfach erstmal nur froh war, endlich offiziell die Erlaubnis zu haben, etwas für mich zu tun. Aber jetzt, wo mir bewußt wurde, wieviel Eigenverantwortung das von mir verlangt, wieviel Selbständigkeit das bedeutet, wird es einfach total schwer. Ich kann mich nicht einfach darauf einlassen, daß sich das regeln wird. Es war einfach die halbe Zeit meines Lebens täglich Thema. Und plötzlich soll es nicht mehr so sein. Allein schon die Tatsache, daß es mir erstmal wesentlich schlechter geht, weil ich ohne Bulimie alles so verdammt genau anschauen muß. Ich habe mich darauf eingelassen, weil ich weiß, daß ich so nicht weiterleben wollte, beherrscht von dem Gedanken an Essen. Und doch fällt es mir schwer, sieben Mahlzeiten am Tag zu essen, zuzunehmen und essen zu müssen, egal ob's mir gut oder schlecht geht. Meine Gefühle nicht mehr ins Essen zulegen, ist irgendwie ein Verlust erstmal.«

»Die im Therapiezentrum verwendeten Lebensmittel und das dortige Essen bereiten mir keine großen Schwierigkeiten. Es gibt für mich kein typisches ›kritisches‹ Essen, selbst die Currywurst mit Pommes frites konnte ich genießen. Ich merke für mich, daß nicht das ›Was gibt's zu essen?‹ entscheidend ist, sondern die Menge. Das richtige Portionieren ist bei mir noch völlig über den Kopf gesteuert, d. h. ich nehme die Menge, von der ich weiß, daß sie in etwa einer normalen Essensportion entspricht. Hunger- bzw. Sättigungsgefühl kenne ich noch nicht, und so esse ich eigentlich nur aufgrund des vorgegebenen Rahmens. Die Regelmäßigkeit der Mahlzeiten bedeutet für mich schon eine große Umstellung. Die Nahrungsmittel betreffend war die Umstellung nicht so problematisch. Ich kann durchaus Kuchen, Eis oder dergleichen essen, ohne daß ich sofort an Kalorien, eventuelle Gewichtszunahme und Einsparen der darauffolgenden Mahlzeiten denke.

Die richtigen Mengen zu bestimmen, ist bei mir der absolute Knackpunkt: Und zwar besteht bei mir eher die Gefahr, zu viel zu nehmen. Im MPI habe ich das inzwischen ganz gut im Griff, sicherlich auch dadurch bedingt, daß mir der offizielle Rahmen eine starke Sicherheit verleiht. Zu Hause muß ich noch unwahrscheinlich darauf achten, nicht zu viel aus reinem Lustgefühl zu essen. Ich habe große Angst davor, daß vielleicht das Bestimmen der angemessenen Menge nur durch den Verstand möglich sein wird und nicht, wie ich hoffe, durch mein eintretendes Sättigungsgefühl.

Es gibt keine Lebensmittel, die ich gezielt meide (außer Nudeln, die ich nicht besonders mag). Mir fällt jedoch auf, daß ich in meinem Haushalt keine Süßigkeiten habe. Mich gelüstet es auch nicht danach, da mir z. B. der Nachtisch, Kekse als Zwischenmahlzeit oder ein Eis(-becher) beim Italiener an Süßem genügt. Trotzdem werde ich es mir zum Ziel setzen, auch einmal Schokolade, Kekse, Eis oder dergleichen im Haus zu haben, ganz einfach um auszuprobieren, wie es mir damit geht. Salziges Gebäck oder Chips kann ich essen, ohne das große Verlangen zu haben, gleich die ganze Packung zu essen. Und ich muß sagen, es ist ein außerordentlich befriedigendes Gefühl für mich, dergleichen problemlos essen zu können.

Dadurch, daß ich nicht mehr die riesigen Mengen verschlinge wie früher, esse ich auch wesentlich langsamer. Die jetzigen ›kleinen‹ Mengen möchte ich möglichst genießen, was bei mir ein schnelles Hinunterschlingen ausschließt. Deshalb dehne ich das Essen jedoch nicht so lange wie möglich aus; ich halte mein Eßtempo für okay, ohne mich angestrengt beherrschen zu müssen, langsam zu essen.«

»Es war für mich schon wahnsinnig schwierig zu essen und es auch beizubehalten, nachdem ich lange Zeit vorher schon bei einer Tomate fast durchgedreht bin. Dieses Völlegefühl und auch allein schon die Gedanken an das Essen im Bauch waren schwer zu ertragen, aber mit Hilfe von Ablenkungen und dem starken Willen, es auszuhalten, klappte es dann auch, wenn auch sehr widerstrebend.

Die Kochgruppe finde ich total gut, weil ich da schon etwas Kontrolle habe, was es zu essen gibt oder wie das Essen zubereitet wird. Da fällt es mir dann auch besonders leicht zu essen, und ich kann auch mein Essen mehr genießen. Wenn ich nicht bei der Zubereitung selber dabei bin, muß ich versuchen, den anderen soweit zu vertrauen, daß das Essen, so wie es ist, gesund und gut ist, was mir schon schwerfällt.

Der Küchendienst ist soweit eigentlich kein Problem für mich. Nur wenn ich sehe, daß der Teller nicht ganz aufgegessen wird, oder in den Schalen und Töpfen noch was drin ist, muß ich mich sehr beherrschen, um nicht in die Versuchung zu kommen, das alles aufessen zu wollen. Mir tut es dann immer so leid, wenn ich daran denke, daß der Rest dann weggeschmissen werden soll. Ich würde es dann am liebsten alles einsammeln und Obdachlosen zukommen lassen, weil die es doch auch so dringend bräuchten. Oder denen, die sich eben kein Essen leisten können oder keines haben.«

»Ich konnte mich zu Beginn der Tagklinik gut auf die Ernährungsumstellung einlassen. Obwohl ich große Angst vor den Mahlzeiten hatte, habe ich versucht, die Verantwortung ein Stück abzugeben. Das ist mir zu ei-

nem Großteil auch gelungen. Ich habe dem Fachpersonal in der Küche schon sehr vertraut. Ich habe versucht, einfach mitzumachen und dazu auch Unsicherheiten und Schwierigkeiten auszuhalten. Die Tatsache, daß ich zu der Zeit an Gewicht zunehmen mußte, erleichterte mir das regelmäßige Essen schon sehr. Ich habe mir halt gesagt, daß ich keine andere Möglichkeit habe, aus dem Dilemma herauszukommen. Ich muß auch gestehen, daß ich mich gefreut habe, Lebensmittel zu mir zu nehmen, die ich mir zuvor stets verboten hatte, denn sie schmeckten mir schon sehr gut. Außerdem war es ein schönes Gefühl, daß für mich gesorgt wurde. Das Essen in der Gemeinschaft hat mir besonders geholfen, auch verbotene Lebensmittel zu mir zu nehmen, dabei möglichst wenig einzusparen. Für mich war es außerdem auch so erleichternd, daß ich normale Portionen essen konnte, ohne wahnsinnig zuzunehmen. Auch Fette, Öle oder Butter ließen mich nicht gleich platzen.«

Gesprächspsychotherapie

Im Rückblick auf die vergangenen Jahre läßt sich an unserem therapeutischen Konzept eine deutliche Tendenz zur Gruppenarbeit feststellen. In den Gruppensitzungen geht es darum, Krankheitsursachen und -bedingungen zu analysieren, Ansatzpunkte für therapeutische Veränderungen zu finden, schrittweise Lösungen für individuelle und allgemeine Schwierigkeiten zu erarbeiten und verzerrte Einstellungen und Annahmen zu korrigieren. Es werden dabei sowohl die rationale und emotionale Einsicht als auch Schritte zur konkreten Veränderung gefördert.

Einsicht und Verstehen sind zwar die Basis jeder Veränderung, reichen aber allein nicht aus, Veränderungen zu bewirken. So sind weitere entscheidende therapeutische Ziele, in ganz konkreten Schritten Alternativen für gestörtes Verhalten aufzubauen, neue Lebensstrategien zu erarbeiten und sie im Alltag umzusetzen. Diesen Hinweis möchten wir unterstreichen, weil wir wissen, daß viele der irrigen Ansicht sind, daß jeder normale Mensch essen kann, wenn er nur will, und daß Vernunft und Einsicht ausreichen, sich entsprechend vernünftig zu verhalten. »Falsche« Vorstellungen, Meinungen und Erwartungen, die das Leben einengen, können ebensowenig durch Vernunft »abgeschaltet« werden wie gestörtes Verhalten. Einsicht *und* Handeln sind gefragt, aber der Weg ist in aller Regel lang, mühsam und nicht gradlinig.

Körperwahrnehmungstherapie

Eßgestörte erleben Körper, Geist und Seele nicht als Einheit. Sie haben besonders zu ihrem Körper ein gestörtes Verhältnis. Sie kennen ihn nicht, weil sie ihn nicht eigentlich wahrnehmen, ihn sogar verachten und hassen. Sie kämpfen mit brutalen, zuweilen zerstörerischen Mitteln gegen ihre Körperlichkeit und machen sie dadurch paradoxerweise zu einem beherrschenden Faktor. Eine zweimal wöchentlich stattfindende Körperwahrnehmungs-Gruppentherapie soll den Erkrankten helfen, einen Zugang zu ihrem Körper zu finden und ihre Sinnlichkeit im weitesten Sinn zu entdekken. Dieser Lernprozeß läuft nicht über den Verstand, sondern über unmittelbare Erfahrungen mit dem eigenen Körper und die damit verbundenen Empfindungen. Die Patientinnen lernen, in sich hineinzuhorchen, einzelne Körperregionen wahrzunehmen, sie zu fühlen und sich dieser Gefühle in allen positiven und negativen Schattierungen bewußt zu werden. Sie empfinden in der Gruppe körperliche Anziehungskraft und Abstoßung. Das gegenseitige Wahrnehmen macht Nähe und Geborgenheit, aber auch Ferne, Kälte, ja sogar Bedrohung und Angst erfahrbar.

»Es fiel mir heute sehr schwer, meine Hände zu betrachten. An meinen Ringen konnte ich besonders in der letzten Woche erkennen, wieviel dikker meine Finger geworden sind. Das macht mir Angst, denn ich weiß einfach nicht, wo es zur Zeit hingeht, und habe das Gefühl, die Kontrolle zu verlieren.

Ich finde meine Finger zu dick und zu kurz; ich habe immer von langen, feingliedrigen, weiblichen Händen geträumt und empfand meine wohl immer als zu grob und »patschig« für eine Frau. Am wenigsten mag ich diese wulstigen Falten an den Fingergelenken, sie erinnern mich an die Hände meiner Schwester, die ich sehr häßlich finde.

Die vielen Falten auf meinem Handrücken haben mich erschreckt. Sie erinnern mich daran, wie alt ich schon bin, wieviel ich weggeworfen habe von meinem Leben, wieviel ich verpaßt habe. Es macht mich traurig, daran zu denken, daß ich diese Zeit nicht wieder herholen kann, aber ich will nicht mehr um das trauern, was vorbei ist – das tut nur weh. Ich will versuchen, es jetzt anders zu machen, auch wenn ich mich im Moment mutlos fühle.

Ich will Positives an mir wahrnehmen und positive Rückmeldungen auch annehmen. Besonders an den Tagen, an denen ich mich nur häßlich und ekelhaft finde, mache ich jede Anerkennung zunichte, bin mir sicher, daß sie nicht ehrlich gemeint ist. Gleichzeitig habe ich eine Riesenangst, meine Ansicht bestätigt zu hören. Deshalb versuche ich zum Beispiel auch, jedes Gespräch über meine Haare zu vermeiden.

Ich habe während meiner Schul- und Studienzeit sehr stark an meinen Fingernägeln gekaut. Es freut mich, zu sehen, daß meine Nägel zur Zeit eine angenehme Länge haben. Leider ist die Haut unterhalb der Nägel eingerissen und teilweise angenagt.

Meine Ziele:

- *Nicht mehr an der Haut unterhalb der Fingernägel kauen*
- *Meine Hände mindestens zweimal täglich eincremen*
- *Meine Hände öfter pflegen (z. B. Nagelhaut, feilen, farblos lackieren)*
- *Weiterhin Ringe tragen, auch wenn ich finde, ich sollte meine Hände lieber nicht betonen, denn es macht mir Spaß, Ringe zu tragen.*
- *Dinge viel bewußter anfassen, erkennen, wie empfindsam Finger sein können bzw. sind.«*

»Ich finde mein Gesicht uninteressant, nichtssagend. Meine Augen wirken immer müde, meine Haut ungepflegt, fahl und verbraucht. Ich hasse meine Haare, schäme mich für sie.

Wenn ich mein Gesicht im Spiegel sehe, habe ich das Gefühl, alt zu sein und mein Leben verpaßt zu haben.

Die Mimikübungen empfand ich als lästig und unangenehm. Ich konnte keine Gefühle mit ihnen verbinden, wollte sie möglichst schnell hinter mich bringen. Besonders unangenehm war es mir, meinen Mund zuzuspitzen – eine Mimik, die ich an meiner Großmutter kenne.

Mein Gesicht gefällt mir besser, wenn es geschminkt ist. Sich Schminken heißt für mich aber, eine Maske zu tragen, abhängig zu sein. Sich Schminken bedeutet für mich auch, seiner Haut etwas Schlechtes zu tun, noch schneller alt auszusehen.

Auf einem Photo, das vor einigen Wochen aufgenommen wurde, sehe ich einen mit Haut überzogenen Schädel, ganz ohne Ausdruck. Besonders die Augen erschrecken mich – sie liegen so leblos in ihren Höhlen.«

»Bei der Massage mit dem Igelball ist mir als allererstes aufgefallen, wie wenig ich eigentlich meinen Körper spüre. Manche Stellen sogar kaum und nur, wenn sie schmerzen. Ich konnte auch noch nicht genau wahrnehmen, ob es mir gefällt oder wo es mir unangenehm war. An meinen Füßen war es mir sehr angenehm, und ich konnte mich dabei richtig entspannen. Ich habe oft das Problem, daß ich meinen Körper nicht mehr spüre und somit nicht wahrnehme, wenn mich jemand berührt und ob es mir nicht gefällt oder mir unangenehm ist.

Die Übung, Leute auf Distanz zu halten oder sie näher zu lassen, hat mir gestern keine großen Schwierigkeiten bereitet, da meine Grenzen auch von den anderen gewahrt wurden. Es wäre mir jedoch schwerer gefallen, wenn mir jemand näher gekommen wäre als ich das wollte, zu sagen ›Ich möchte das nicht‹. Es ist mir an mir aufgefallen, daß ich meistens erst Grenzen setze, wenn jemand mir zu nahe tritt, und mir meist nicht klar ist, wie nah ich jemanden haben möchte. In dieser Beziehung habe ich noch wenig Gefühl für mich selbst. Es pendelt dann meistens zwischen beiden Extremen hin und her.«

Entspannungstraining

Wir halten es neben der Körperwahrnehmungstherapie für wichtig, daß unsere Patientinnen lernen, sich zu entspannen. Wir bevorzugen das Entspannungstraining nach Jacobsen. Es beruht auf der Anspannung und Entspannung einzelner Muskelgruppen; entsprechende Anweisungen erhält die Patientin von der Therapeutin. Während es in der Anfangszeit empfehlenswert ist, alle Muskelgruppen nacheinander anzuspannen und wieder zu entspannen, ist es schließlich für eine Entspannung ausreichend, die Übung auf eine Muskelgruppe zu beschränken. Im Laufe der Zeit wird die Patientin empfindsamer für Spannung und Entspannung und ist mit zunehmendem Training in der Lage, einen körperlichen Entspannungszustand zu erreichen. Unsere Patientinnen nehmen einmal täglich an einer Entspannungssitzung in der Gruppe teil.

»Die Entspannungsübungen waren für mich anfangs eine große Überwindung. Es ist mir sehr schwergefallen, einmal einfach nichts zu denken und nur mitzumachen, mir auch tagsüber mal Ruhe zu gönnen – ohne schlechtes Gewissen und ohne etwas wirklich Produktives zu tun. – Ich konnte mich nur langsam daran gewöhnen, daß ich das auch darf.

Ich spürte bei den Übungen, bei den Anspannungen auch eine große Kraft, die ich habe. Der Unterschied zur Entspannung war sehr wohltuend und angenehm. Ich habe gemerkt, daß ich auch sonst oft sehr angespannt war, ohne es wirklich zu merken. Durch die Entspannungsübungen konnte ich auch sonst tagsüber immer besser merken, wenn ich verspannt war, und versuchen, mich zu entspannen – auch durch die Atmung dabei! Es klappt immer besser.

Ich glaube, es ist ein wichtiger Punkt, mir auch mal tagsüber kleinere Pausen zu gönnen und abzuschalten, sonst laufe ich wieder Gefahr, mich auszupowern und abends völlig k.o. und leer zu sein. Ich bin früher in rasen-

der Geschwindigkeit durch den Tag gehetzt, ohne Punkt und Komma und auch ohne wirkliche Essenspausen.«

»Für mich ist der Baustein Entspannung einer der schwierigsten. Es fällt mir wahnsinnig schwer, mich auf die Übungen einzulassen und manchmal wehre ich mich innerlich sogar richtiggehend. Auch heute hatte ich die ganze Zeit über wieder ein ganz nervöses Augenflimmern. Ich habe gemerkt, daß ich sehr lange brauche, um überhaupt in die Übung reinzukommen, und jedes Geräusch von außen reißt mich wieder aus der Entspannung.

Anstatt meine Gedanken loszulassen, habe ich eher das Gefühl, sie werden wesentlich stärker, und es fällt mir schwer, sie dann auch wieder gehen zu lassen.«

Gestaltungstherapie

Einmal wöchentlich findet eine Gruppen-Gestaltungstherapie statt. Wie die Körperwahrnehmungstherapie ist die Gestaltungstherapie eine begleitende Therapieform, die nicht das Gespräch, sondern die gestalterische Tätigkeit in den Mittelpunkt stellt und kreative Fähigkeiten der Patienten zu aktivieren versucht.

Kreatives Gestalten kann wesentlich zur Ich-Stärkung beitragen und damit eine selbstheilende Funktion in der Behandlung haben. Das Ausdrücken innerer Konflikte mit Farben und Formen ist zuweilen ungehemmter und angstfreier als eine bewußte sprachliche Mitteilung. Ein Bild kann über die momentane Befindlichkeit eines Patienten Aufschluß geben und ihm selbst Erkenntnisse vermitteln, die über Nachdenken und Sprechen hinausgehen. Bildbetrachtung sensibilisiert die Selbst- und Fremdwahrnehmung. Die Kombination von bildnerischem Ausdruck und sprachlicher Bildinterpretation fördert die Selbstentdeckung und das Selbsterleben sowie die Mitteilungsfähigkeit und -bereitschaft der Patienten.

»Mich als Drahtfigur mit Gips überzogen darzustellen, dafür hatte ich mich entschieden. Natürlich benötigte ich auch noch einen Gürtel, dieser mußte aus Alufolie sein. Für meine Haare nahm ich Wolle her. Das Material Gips für meinen Körper habe ich gewählt, weil er nach dem Trocknen so hart, fest, steif und skelettähnlich ist, so wie ich mein Knochengerüst empfinde und es ja auch ist. Er macht einen kalten, scheußlichen Eindruck. Ich verglich es mit einem Beinbruch, der eingegipst werden muß; alles ist steif, der Körper kaputt. Steif vergleiche ich mit Isolation, in einem Körper gefangen sein. Das Material ist nicht nur optisch kalt. Der Alugürtel umschließt mich, ich fühle mich eingeengt in meine Krankheit und damit in eine Isolation ge-

drängt. Es ist ein Ring, der mich umgibt, vielleicht im negativen Sinne schützt, aber Aluminium isoliert auch so, wie ich mich isoliert habe. Für meine Haare fiel deshalb die Wahl auf Wolle, weil sie weich, warm und schön ist. Ich hatte einmal wunderschönes, weiches, volles, langes Haar, das nicht nur mir gefiel. – Ich hoffe, wieder solches zu bekommen.«

Tagklinik-Leben

Das gemeinsame Leben in der Klinik von 8.30 bis 17 Uhr hat abgesehen von den therapeutischen Aktivitäten eine wichtige Funktion bei der Krankheitsbewältigung. Das Zusammenleben in einer Gruppe Gleichgesinnter, der Austausch untereinander, das Erleben von Gemeinschaft, Solidarität und beginnenden freundschaftlichen Beziehungen sind wichtige Erfahrungen, aber ebenso das Erleben von Rivalitäts- und Konkurrenzkämpfen, das Zulassen von Emotionen, auch Aggressionen.

Einige Gedanken dazu:

»Manchmal steigt eine mich fast bewußtlos machende Aggression vom Magen her in mir auf, immer weiter, bis sich mein Kopf zum Platzen anfühlt, so als wenn ein Ballon in mir aufgeblasen würde, der meinem Körper eine ungeheure Kraft verleiht und gleichzeitig alles lähmt. Dieses Gefühl ist einfach zum Zerspringen. Es wird mir richtig schwindlig, und ich sehe Sternchen.«

»Endlich kann ich all meine Aggressionen, meinen Haß und meine Wut hochkommen lassen. Hier in der Klinik findet das endlich niemand pervers. Jahrelang habe ich mich dafür gehaßt und abgrundtief geschämt.«

»In der Klinik konnte ich mich manchmal sehr intensiv spüren. Ich habe ganz einfach gelebt. Die Distanz zwischen mir und anderen Menschen war weg. Ich analysierte und rechtfertigte nicht alles. Ich war zufrieden mit mir und versuchte mich nicht besser zu machen. Ich dachte nicht ständig darüber nach, wie ich wohl wirke. Es war sehr schön, einmal keine Rollen spielen zu müssen. In der Klinik wurde mir gezeigt, daß ich einfach so, wie ich bin, gemocht werde. In der Klinik hatte ich das Gefühl, zu leben. Seither suche ich intensiver nach Nähe, und manchmal meine ich zu spüren, wer ich bin.«

Angehörigen-Informationsabende in der tagklinischen Phase

Die Informationsabende für Angehörige werden von Patientinnen in Anwesenheit des therapeutischen Teams moderiert. Sie informieren, klären auf, geben vor allem den Eltern Gelegenheit, ihre Vorbehalte gegen die Therapie zu formulieren, Ängste zu äußern und immer wiederkehrende Fragen nach den Ursachen und der Schuld zu stellen. Wir sind von Anfang an bemüht, unsere Therapie transparent zu machen, Ressentiments abzubauen und eine Basis für eine gute Zusammenarbeit zu schaffen. Am Ende der tagklinischen Phase sollen sich die Familienangehörigen entscheiden, ob sie an der Familiengruppentherapie in der ambulanten Phase teilnehmen möchten oder nicht.

Wohnprojekt

Nach unserer Beobachtung ist für einen Teil der Patientinnen eine ambulante Behandlung im Anschluß an die tagklinische Phase allein nicht ausreichend. Dafür gibt es mehrere Gründe, die ein erhöhtes Rückfallrisiko mit sich bringen, wie z. B. ungewöhnliche Schwere der Erkrankung, erhebliche Defizite in der Entwicklung der Persönlichkeit, Unfähigkeit, ein altersentsprechend eigenständiges Leben zu führen oder ein besonders ungünstiges häusliches Milieu. Wir streben für unsere Patientinnen ein Wohnen in Gemeinschaft an, in dem die in der tagklinischen Phase begonnene eigenverantwortliche Bewältigung der Eßstörungen und der Hintergrundprobleme fortgesetzt und gefestigt wird.

Folgende Ziele sind uns wichtig:

Stabilisierung des bisherigen Therapieerfolges in bezug auf Eßverhalten und Hintergrundproblematik
Erleichterung der Ablösung von zu Hause
Übernahme von Eigenverantwortung und Mitverantwortung für andere Gruppenmitglieder
Aufbau von Beziehungen und Partnerschaft
Klärung bzw. Umorientierung in Ausbildung und Beruf
Praktische Anleitung zum eigenständigen Leben
Umgang mit Alltagsproblemen

Bericht einer Patientin:

»Ich wohne seit einem Jahr mit drei anderen Mädchen in einer Wohngemeinschaft des Therapie-Centrums für Eßgestörte. Als ich mich damals dafür entschieden habe, hatte ich davor sehr Angst: daß ich durch die anderen und die zusätzliche Therapie ganz eng gebunden würde, mir keine Zeit mehr für mich bliebe und mir auch einfach die Beziehungen untereinander zu nah würden. Sicher ist es teilweise auch so: im Vergleich zu Freunden außerhalb habe ich weniger Zeit, z. B. fürs Studium, und vor den Beziehungen zu den anderen kann ich nicht weglaufen, wenn sie nah werden. Aber ich würde mich immer wieder für die WG entscheiden: hier sind Menschen, die mich verstehen, wenn es mir schlecht geht, die über mein Symptom Bescheid wissen, mit denen ich gemeinsam essen kann, und die mir ein ganz großer Halt sind.

In der WG habe ich seit langer Zeit wieder ein Gefühl von zu Hause sein, das allerdings nicht einfach beständig da ist, sondern für das ich arbeiten muß: Ich muß lernen, vor den anderen meine Meinung zu vertreten und mich durchzusetzen, auch zu streiten. Denn dafür gibt es beim Zusammenleben immer Anlasse und wenn es die offene Zahnpastatube ist. Zu sagen, was mir nicht paßt, das fällt mir immer noch wahnsinnig schwer. Aber ich habe gelernt, daß ein Streit nicht zwangsläufig das Ende der Beziehung bedeutet und daß, um überhaupt eine enge Beziehung zu den anderen haben zu können, ich sagen muß, was ich will und erwarte. Was auch schwierig war, war zu lernen, mich abzugrenzen: Wenn ich schon todmüde war und in mein Zimmer gehen wollte, bin ich trotzdem mit den anderen in der Küche sitzen geblieben, aus Angst etwas zu verpassen, ausgeschlossen zu werden. Zu erfahren, daß die anderen mich mögen und einfach mal darauf zu vertrauen, das ist etwas ganz neues für mich.

Ganz wichtig sind die WG-Besprechungen mit dem Therapeuten: Sie geben mir den Rückhalt, daß, wenn etwas zwischen uns schief läuft, ich es dort ansprechen kann und wir es gemeinsam entwirren können. Mit diesem Rückhalt fällt es mir leichter etwas auszuprobieren. Oft hat sich dann rausgestellt, daß ich nach Mustern, Erfahrungen, Situationen von früher aus der Familie gehandelt habe, ohne zu sehen, daß es mir jetzt möglich ist anders zu handeln. Und durch die WG-Besprechungen wurde ich immer wieder gezwungen, mich mit Knackpunkten in den Beziehungen zu den anderen – wenn sie z. B. zu eng wurden oder zu entfernt – auseinanderzusetzen, mit den Ängsten, Erwartungen, Sehnsüchten die ich an die Beziehung hatte, aber mit der Realität, wie sie der andere sich wünscht.«

Ambulante Phase

Der Wechsel von der tagklinischen in die ambulante Phase erfolgt nach 3 Monaten. Die ambulante Phase basiert vornehmlich auf der Gruppenpsychotherapie. Ziel ist die Stabilisierung und Generalisierung der in der tagklinischen Phase erreichten Veränderungen und eine konsequente Weiterführung der begonnenen Psychotherapie. Ohne diese Weiterbehandlung ist das Risiko eines Rückfalls groß. Die Gefahr und Versuchung, sich in kritischen Situationen wieder in das vertraute krankhafte Eßverhalten zu flüchten, ist nach der tagklinischen Phase keineswegs gebannt. Anorektisches und bulimisches Verhalten bleibt lange unterschwellig existent, bis wesentliche Lebenserfahrung und Interessen zu verläßlichen Alternativen geworden sind, die die Krankheit überflüssig machen. Von Ausnahmen abgesehen, ist dies ein Prozeß von Jahren. Gesundung ist ein Prozeß, der einmal voranschreitet, dann wieder stagniert und auch rückläufig sein kann.

Wir sehen die tagklinische Phase weder als etwas Herausragendes noch als etwas Abgeschlossenes, vielmehr als Beginn, als intensiven Start einer psychotherapeutischen Arbeit, die sich in der ambulanten Phase auf die Gruppentheapie konzentriert.

Familiengruppentherapie

Wie in den Gruppen der eßgestörten Patientinnen können sich auch in der Familiengruppe aufgrund gemeinsamer schmerzlicher Erfahrungen Solidaritätsgefühle entwickeln, die eine allgemeine Atmosphäre des Verstehens und Vertrauens schaffen und klärende und aufrichtige Gespräche möglich machen. Eltern, die sich in ihrer persönlichen schwierigen Situation verstanden und akzeptiert fühlen, können leichter über die eigenen Probleme sprechen und werden im Austausch mit anderen ermutigt, diese zu bearbeiten. Nicht selten gelingt es, die besonders von den Müttern erlebten Schuldgefühle abzubauen.

> Wichtig erscheint uns der Hinweis, daß zu unseren Familiengruppentherapiesitzungen auch die Patientinnen eingeladen sind, deren Angehörige, aus welchen Gründen auch immer, nicht daran teilnehmen. Es fällt nicht wenigen Magersüchtigen sogar leichter, sich zuerst mit anderen Eltern und nicht sofort mit den eigenen auseinanderzusetzen. Auch Eltern machen nicht selten die Erfahrung, daß sie eine fremde Magersüchtige zunächst besser verstehen als das eigene magersüchtige Kind.

Das läßt sich mit der größeren emotionalen Distanz erklären, die es möglich macht, die gewonnenen Erkenntnisse und Einsichten unbefangener anzuwenden. Gelegentlich fungieren Eltern sogar für kurze Zeit als »Leiheltern«. Sie nehmen ein anderes magersüchtiges Kind in einer kritischen Phase, z. B. in der Zeit nach der stationären Behandlung, bei sich auf, um es auf die Rückkehr in die eigene Familie oder das Leben in einer Wohngemeinschaft vorzubereiten.

Geschwistergruppe

Die Geschwistergruppe, an der Geschwister und Eßgestörte gemeinsam teilnehmen, hat zum Ziel, auch den Geschwistern die Möglichkeit für eine Problembewältigung zu geben, seien es Probleme im Umgang mit der eßgestörten Schwester, seien es eigene Probleme. Ein besonders wichtiges Anliegen sehen wir darin, die Geschwisterbeziehung, die häufig nur auf Konkurrenz und Rivalität basiert, zu verbessern.

Eine Schwester:

»Anfänglich nahm ich einzig und allein an der Geschwistergruppe teil, um meiner Schwester zu helfen. Bald merkte ich aber, daß die meisten Probleme, die angesprochen und bearbeitet wurden, sehr wohl auch mich betrafen. Inzwischen ist mir in den Gesprächen schon sehr vieles bewußt geworden, was ich vorher nur geahnt habe. Die Offenheit, mit der in den Gruppen über persönliche Gefühle gesprochen wird, und die Ernsthaftigkeit, mit der sie betrachtet werden, ist für mich eine neue Erfahrung. Es fällt mir zwar noch immer schwer, aus mir herauszugehen und meine Gefühle vor anderen zu zeigen, aber ich spüre, wie wichtig das für mich ist, und vor allem wie viele meiner bisher unausgesprochenen Ängste dadurch bewältigt werden. In unserer Familie wurde über die wirklich entscheidenden Dinge niemals gesprochen. Ich glaube, das hat allen sehr geschadet, auch wenn der Schaden nur bei meiner Schwester am sichtbarsten zum Ausdruck gekommen ist. Ich habe mich, so lange ich denken kann, meinen Eltern und ihren Wertvorstellungen angepaßt. Ich habe jetzt das Gefühl, selbständiger meinen eigenen Weg zu gehen. Die Beziehung zu meinen Eltern ist dadurch aber keinesfalls schlechter geworden. Wir versuchen, offener miteinander umzugehen und uns sogar zu kritisieren. Ich gehe schon lange nicht mehr meiner Schwester zuliebe in die Geschwister- und auch nicht in die Familiengruppe, sondern meinetwegen.«

Wir leiten eßgestörte Patientinnen und Angehörige an, eigenständig über das in den Sitzungen Besprochene nachzudenken, schriftliche Aufzeichnungen zu machen und bestimmte Themen zu bearbeiten. Die folgenden Gedanken von Betroffenen über die Therapie, ihre Erwartungen, Ängste und Erfahrungen sollen Ihnen unsere Arbeit transparenter machen. Vielleicht bekommen Sie Mut, trotz aller Schwierigkeiten das gleiche zu wagen.

Äußerungen Magersüchtiger:

»An meine Therapeutin ... Einerseits suche ich ständig nach Anerkennung und Bestätigung, gleichzeitig möchte ich in Frage gestellt werden; Ihre Kritik kann ich nicht abtun, sie berührt mich. Dadurch kann ich manchmal fühlen, daß ich da bin. Sie haben es immer wieder nicht zugelassen, daß ich mich wegrede, und das finde ich gut. Ich habe bei Ihnen das Gefühl, daß es auf mich als Persönlichkeit, auf meine Einzigartigkeit als Mensch ankommt und nicht auf irgendeinen Fall Magersucht. Manchmal kommt es mir vor, als nähmen Sie mich ernster als ich mich selbst oder als behandelten Sie mich achtungsvoller und liebevoller. Ich möchte, daß Sie mich immer weiter an meine Verantwortung mir selbst gegenüber erinnern; daß Sie mir klarmachen, daß das, was ich erreichen möchte, nicht vom Himmel fällt. Sie machen mir vor, wie Leben sein kann. Ich fühle mich manchmal im Verlauf unserer Gespräche irgendwie wachgerüttelt, aus meinem leblosen Traum aufgeweckt. Ich weiß nicht, warum ich nicht wachbleiben kann. Ich möchte mit Ihnen herausfinden, wer ich bin, weil ich mich seit Jahren vergeblich suche und mich allein anscheinend nicht finden kann. Ich bin in all den Jahren immer auf neue intellektuelle Ebenen gelangt, auf neue Rechtfertigungen und Erklärungen über meine Person ... aber ich bin nicht zu meinen Gefühlen gekommen.«

»Anfänglich machte mir die Vorstellung einer Gruppentherapie riesige Angst. In den ersten Gruppengesprächen tarnte ich mich mit Arroganz und Überheblichkeit, um meine riesige Angst, etwas von mir zu erzählen und mich damit auszuliefern und preiszugeben, nicht spüren zu müssen. Ich ersehnte mir damals ein Kurzzeit-Patentrezept, wie ich meine Krankheit loswerden könnte. Meine Angst vor der Psychotherapie war zum großen Teil die Angst, genauer zu mir hinzusehen und erkennen zu müssen, wie und wer ich wirklich bin. Inzwischen gibt mir die Gruppe sehr viel Sicherheit und Rückhalt. Ich fühle mich angenommen, wie ich bin, und habe es längst nicht mehr nötig, irgend etwas darzustellen.«

»Zunächst ging ich in die Gruppe mit einer sehr merkwürdigen Einstellung, so als sei sie eine Veranstaltung, ähnlich einem tiefsinnigen Film. Ich ging dorthin in der Hoffnung, für mich etwas aus jedem Treffen herausziehen zu können. Doch die Realität war und ist ganz anders. Man bekommt von niemandem Leben stückweise, appetitlich und mundgerecht angeboten. Man erfährt in der Gruppe praktisch keine Lebensweisheiten, die man nur

noch nachahmen müßte. Es sagt einem niemand, wie Leben geht. Genau das aber hatte ich mir von der Therapie erwartet. Anfänglich befürchtete ich ständig, etwas falsch zu machen, mich zu blamieren, mich nicht entsprechend meinen Ansprüchen zu profilieren. Immer wieder die Fragen: Wie soll ich mich geben? Was soll ich sagen? Wie wirke ich? Gerade in der Gruppe spielten diese Gefühle für mich eine riesige Rolle. Man durchschaute mich ziemlich schnell, und darum war die Gruppe für mich anfänglich ziemlich unbequem. Ich hatte Angst, meine alten Schutzmechanismen endgültig nicht länger aufrechterhalten zu können, meine Sicherheiten zu verlieren, obwohl ich längst wußte, daß sie mich nicht sicher machen, sondern daß sie mich erstarren lassen. Inzwischen ist es ganz anders geworden; ich drücke mich nicht mehr vor den Gruppen, sondern es stört mich sehr, wenn ich nicht daran teilnehmen kann. Die Gruppe hilft mir, realistischer zu werden, sie zeigt mir Wege, die andere schon vor mir gegangen sind, ohne daß ihnen dabei Schreckliches widerfahren wäre. Mein Verhalten wird relativiert. In der Gruppe hört mein Größenwahn auf, der sich mein Leben lang mit tiefster Selbstverachtung und Ohnmacht abgewechselt hat. In der Gruppe werde ich durch Verhaltensweisen oder Gedankengänge der anderen immer wieder daran erinnert, daß ich nicht so tun sollte, als verliefe mein Leben ganz prima, als müßte ich nicht gegen ein ganz konkretes Problem ankämpfen wie alle anderen auch. Ich weiß, daß ich noch vieles üben muß, daß ich damit aber nicht allein bin. Mein langjähriges Alibi, daß mir sowieso niemand helfen kann, zählt nicht mehr. Ich bin in vielem unsicherer geworden, aber in entscheidenden Dingen sicherer: Ich kann Gefühle wahrnehmen und weiß, daß ich sie mir nicht nur einbilde.«

Ein Vater:

»Lange Zeit nahm ich das gestörte Eßverhalten meiner Tochter nicht ernst. Ich war auf meine Kinder stolz und wollte nicht wahrhaben, daß eines aus der Reihe tanzte. Ich glaubte, es bedürfe nur guten Zuredens, und alles werde sich mit der Zeit wieder einrenken. Erst nach Jahren gestand ich mir ein, daß diese Hoffnung trügerisch war und daß selbst härteres Vorgehen nichts nützte. Der stärkste Beweggrund, an der Familientherapie teilzunehmen, war für mich zunächst der Wunsch, meiner Tochter zu helfen. Natürlich hatte ich Angst, bloßgestellt zu werden und Angst vor Schuldzuweisungen. Aber meine Befürchtungen erwiesen sich als grundlos. Der Austausch in der Gruppe über die Probleme in den Familien ist wohltuend und aufschlußreich. Bei so manchem Beitrag aus dem Teilnehmerkreis fällt es mir wie Schuppen von den Augen: Wie steht es mit meiner Selbstsicherheit; mit meinem Mut zu tiefen Beziehungen; mit meiner Fähigkeit, Gefühle zuzulassen? – um nur einige Fragen zu nennen, die mich bewegen. Festgefahrene Positionen werden in Frage gestellt, Lebenslügen als solche angesprochen. Für mich bedeutet Teilnahme an der Familientherapie Bewußtwerden und Befreiung.«

Selbsthilfephase

Die Selbsthilfephase soll zur Lösung von der schützenden Institution des Therapie-Centrums durch weitreichende Übernahme von Eigenverantwortung genutzt werden. Therapeutische Aktivitäten ähneln in ihrem Vorgehen denen der ambulanten Phase. Der wesentliche Unterschied besteht darin, daß die Therapeutinnen nur noch beratende Funktionen übernehmen, während die Gruppe für alle therapeutischen Elemente verantwortlich ist. Die Gruppe bestimmt selbst Inhalte, individuelle Ziele und das Vorgehen im Rahmen der vereinbarten Grundregeln. Die Selbsthilfephase bildet den letzten therapeutischen Schritt auf dem Weg in ein Leben ohne Krankheit.

Bericht einer Patientin in der Selbsthilfegruppe:

»Ja, und wie der Urlaub nun war – ich fand ihn schön und sehr entspannend. Trotzdem habe ich in der ersten Woche ganz ordentlich um mich kämpfen müssen. Ich habe sofort alles sehr genossen, aber zwei wesentliche Punkte haben mir sehr zu schaffen gemacht: die Gruppe und mein Körper. Ich war in der Gruppe verunsichert, wie ich es lange schon nicht mehr von mir erlebt habe. Es hat mich selbst erschrocken in den ersten Tagen, wie ich immer stiller wurde, schnell Worte und Situationen auf die Goldwaage gelegt habe. Ich habe richtig gespürt, daß in mir kein Erzählen, kein Lachen war. Das kann ich gar nicht haben, wenn ich selber spüre, wie mein Humor und meine Lebendigkeit davonrinnen und ich mich am liebsten geschüttelt hätte, um ihn aus mir herauszuholen. Bloß – es war einfach nichts da. Dazu kam Problem Nr. 2: der Körper. Michael hatte vor dem Urlaub von Bikinis gesprochen. Ich habe mich in den Dingern noch nie wohlgefühlt, nur einmal mit 45 Kilo habe ich mich getraut, einen Bikini anzuziehen. Jetzt hatten wir vor dem Urlaub in der Stadt danach gesucht, aber ich mag einfach keine Bikinis an mir. Ich finde, daß ich nicht die Figur dafür habe. Schlanke Beine hin und her – ich habe einen Bauch, der in Kleidung nicht so sichtbar ist. In Badesachen eben dann doch. An sich quält mich das nicht, aber soviel Selbstbewußtsein, doch einen Bikini zu tragen, das habe ich nicht. Naja, und im Urlaub hatten die anderen drei Mädchen einfach alle die Figuren, an denen ein Bikini superschön aussieht. Ich behaupte das mal so, auch wenn ich um den verzerrten Blick der Magersucht weiß. Und ich kam mir schlecht vor, spießig und aufgequollen. Es war das erste Mal, daß ich in einer Gruppe die mit der rundesten Figur war. Zusammen mit meinem eher unsicheren Grundgefühl hat mich das sehr belastet. Einmal hatten sich die anderen an Bord dann auch noch darüber unterhalten, wie schick sie ihre Freundinnen in Bikinis finden . . . Ich mußte mich ganz schnell zum Wasser drehen und aufs Meer gucken, weil mir die Tränen in den Augen standen. In der Situation habe ich

alle zum Teufel gewünscht und mir inständig Charlotte herbeigesehnt. Damit jemand bei mir ist, der mich kennt, wo ich mich fallen lassen kann. Ich wollte Michael auch nicht belasten mit so einem blöden Zeug wie Figurproblemen und Schüchternheit. Er merkt das aber von sich aus, und ich muß das gar nicht erst ansprechen. Die Bikini-Unterhaltung und meine Reaktion hatte er gesehen und mich ganz fest in den Arm genommen. Es war total schön, daß er genau wußte, was in mir vorging. Nach einer kurzen Szene haben wir dann über Unsicherheit geredet, daß es mich quält, so still zu sein, mich nicht schön zu fühlen usw. Und ich war auch wütend darauf, daß ich so in alte Gefühle abrutsche, die ich längst überwunden glaubte. Danach wurde es dann besser, von Tag zu Tag. Ich habe mich bewußt bemüht, mich nicht in mich zurückzuziehen. Vor allem war es gut, ehrlich zu mir zu sein damit, daß es nicht so toll klappt, wie ich es mir gewünscht hatte. Dann war ich auch nicht mehr so enttäuscht von mir selber, konnte zu mir sagen: O.K., du bist schüchterner als du erwartet hast. Mach' was draus! Und es ging dann auch. Ulkig ist, daß ich trotz dieser inneren Kämpfe den umgebenden Rahmen des Urlaubs genießen konnte. Das Meer, das Boot, morgens direkt ins Wasser hopsen und plantschen, die wunderschöne Küste und das allabendliche Essengehen in kleinen Tavernen, das Draußensein und dieser irrsinnig schöne Nachthimmel auf dem Wasser, Zikadengezirpe und all das. Und etwas ist mir aufgefallen: Obwohl ich mich dick und aufgequollen und unsicher fühlte – mir ist nicht der Hauch einer Essenreaktion gekommen. Ich mußte nicht mal einen Impuls zu hungern unterdrücken. Essen hatte mit den Sorgen, die ich mit mir hatte, nichts zu tun. Das finde ich eine irrsinnig gute Erfahrung! Und für diese Freiheit möchte ich Ihnen auch einfach zwischendurch Dankeschön sagen, daß ich diese Therapiemöglichkeit hatte und habe, in der ich so an mir arbeiten konnte!«

Therapieverläufe

Wir haben deutlich zu machen versucht, daß Magersucht und Bulimie schwerwiegende Erkrankungen sind, deren Wurzeln fast immer bis weit in die Kindheit zurückreichen. Wir haben auf die Gefahr hingewiesen, Magersucht als »Pubertätskrise« oder »Schlankheits-Tick« abzutun oder die Problematik auf eine Eßstörung zu reduzieren. Obwohl diese Krankheiten seit langem bekannt sind, gibt es bis heute kein einheitliches therapeutisches Vorgehen, und nach wie vor muß der Krankheitsverlauf als ungünstig angesehen werden. Darüber hinaus neigt die Krankheit zur Chronifizierung und Verschlechterung.

So negativ das ist, so sind wir dennoch aufgrund langjähriger Erfahrung davon überzeugt, daß jede und jeder Magersüchtige die Chance hat, die Krankheit zu bewältigen, allerdings nicht mit Leichtigkeit und auch nicht schnell. Der Weg ist hart, mühsam und langwierig und erfordert den ganzen Einsatz der Person.

Nicht alle, die zu uns Kontakt aufnehmen, wagen eine Therapie; nicht alle halten sie durch; nicht alle arbeiten so mit, wie es für einen anhaltenden Erfolg erforderlich wäre. Die Therapieverläufe sind entsprechend unterschiedlich, und es gibt immer wieder Magersüchtige, denen wir mit unserer Therapie nicht helfen können.

Eine Magersüchtige:

»Bereits im ersten Gespräch wurde mir klar, daß meine persönliche Entscheidung für die Therapie Voraussetzung dafür war, daß ich angenommen wurde. Diese Forderung machte mir angst, gleichzeitig gefiel sie mir, denn es war seit langer Zeit das erste Mal, daß jemand mich für entscheidungsfähig hielt. Ich fühlte mich ernst genommen und endlich einmal nicht bevormundet. Es wurde nicht über meinen Kopf hinweg spekuliert, wie ich mich fühle oder zu fühlen habe und was gut für mich sei, sondern man fragte mich und stellte es mir frei. Mit diesem Ernstgenommenwerden war verbunden, daß ich die Verantwortung für mich selbst übernahm. Dadurch gewann ich an Selbstvertrauen. Ich fühlte mich nicht mehr nur noch vollkommen hilflos, sondern glaubte wieder etwas mehr daran, daß ich es doch schaffen könnte, ohne Magersucht zu leben. Ich erkannte, daß Therapie Arbeit bedeutet, daß Veränderung nicht vom Himmel fällt, daß ich mich immer wieder neu entscheiden und von neuem kämpfen muß, wenn ich anders leben möchte als bisher. Aber genau diese Erfahrung hat in mir bewirkt, daß ich das Gefühl bekam, Einfluß auf das nehmen zu können, was mir widerfährt. Ich spürte, daß ich mein Leben gestalten kann, und diese Aussicht gab mir immer mehr Mut. Ich fühlte mich so frei wie nie zuvor, weil man mich wie einen ganz nor-

malen Menschen behandelte und nicht wie ein entmündigtes Häuflein Elend. Ich gehörte zu den anderen, war ein Mensch und nicht ausschließlich pervers und unwürdig, wie ich mich in den letzten Jahren gefühlt hatte. Ich relativierte meine Sucht. Sie war nicht mehr alles, was mich ausmachte. Es gab auch noch anderes zu entdecken und zu entwickeln. Bis zur Therapie war ich ständig zu, abgeschlossen von allem und allen in meiner Sucht, im Dünnsein, Fressen und Kotzen befangen und gefangen. Dann war da auf einmal jemand, der mir sagte, er interessiere sich für mich und wolle mir helfen, in all dem Schrott nach mir zu suchen. Vielleicht war diese Zuwendung, die nicht über Leistung lief, das Wichtigste in der Therapie, Zuwendung, die nicht hieß: Du sollst so und so sein, sondern die hieß: Ich bin gespannt auf dich. Nun mach mal.«

»Nach der Klinik war der Anspruch an mich, super zu sein. Ich wollte es meinen Eltern, den Verwandten und allen zeigen. Ich wollte noch besser sein, als sie es von mir erwarteten. Vor allem wollte ich es schaffen ohne ambulante Therapie. Doch es ging nicht. Der Alltag war viel schwerer, als ich mir das vorgestellt hatte. Langsam, aber sicher schlitterte ich in das zurück, was mir vertraut war. Meine alten Magersuchtsmechanismen funktionierten, als hätte ich sie niemals gelassen. Zunächst war mir das Ausmaß des Schlamassels nicht bewußt. Ich wollte nicht erkennen, wollte nicht begreifen, versagt zu haben. Ich hörte auf zu schreiben, um mein Versagen nicht schwarz auf weiß lesen zu müssen. Statt dessen fing ich wieder an, mein Kranksein zu genießen. Wenn ich es schon nicht geschafft hatte, besser zu sein als alle anderen, wollte ich wenigstens wieder als armes, hilfloses Wesen auffallen und im Mittelpunkt stehen. Ich war geradezu stolz und zufrieden, wenn mein Vater ausflippte bis zum Gehtnichtmehr. Ich genoß es, allmählich wieder die Macht über meine Familie zu gewinnen wie damals, als ich magersüchtig war. Alles war mir vertraut und bekannt.

Und irgendwann war ich wieder an dem Punkt angelangt, an dem mir alles egal war, an dem ich mir allein in meiner Magersuchtswelt genügte. Von morgens bis abends, bis in die späte Nacht, Woche für Woche, Monat für Monat kreisten meine Gedanken wieder nur um Essen und Nichtessen und die Waage. Ich hatte alles, was ich brauchte. Ich entbehrte keinen Menschen mehr, wollte auch nicht mehr auffallen, sondern nichts als immer weiter abnehmen. Ich war allein und allen gegenüber gleichgültig und apathisch, wie in Trance, wie unter einem riesigen Nebel. Und schließlich war ich nur noch traurig, müde und körperlich total am Ende.«

Therapieziele

Ein Therapieerfolg ist abhängig von der Definition der Therapieziele. Bei den meisten Krankheiten steht das Ziel außer Frage: Es gilt, den Zustand vor der Erkrankung wiederherzustellen. Wesentlich komplizierter ist dies bei der Magersucht. Wer unser Krankheitsverständnis teilt, wird keine Mühe haben, zu verstehen, daß die Beseitigung der Eßstörung nur ein bescheidener Teil eines Behandlungserfolges sein kann. In dem Bereich aber, der unserer Ansicht nach der weitaus wesentlichere ist, sind Therapieziele sehr viel schwieriger zu benennen.

Ein allgemein gültiges Ziel dürfte sein, daß sich ein junger Mensch nicht mehr über Magersucht artikulieren muß, sondern eine neue Sprache gefunden hat, die verstanden wird.

Konkrete Nahziele können sein: zu Hause ausziehen, eine Ausbildung beginnen, ein Studium aufgeben, das unter magersuchtsspezifischen Ansprüchen oder den Eltern zuliebe gewählt wurde, nicht aber den eigenen Fähigkeiten und Bedürfnissen entsprochen hat.

Was aber Selbstwert, Lebenssinn, Lebensinhalt und Lebensqualität für den einzelnen bedeuten, kann nur jeder für sich selbst entscheiden. Somit kann nicht vorausgesagt werden, was es für ein Individuum bedeutet, die Magersucht zu bewältigen und ohne Magersucht zu leben.

Wir sind davon überzeugt, daß mit Bewältigung der Eßstörung die Chance auf »mehr« Leben gegeben ist, im günstigsten Fall nicht nur für die Betroffene selbst, sondern für die gesamte Familie. So betrachtet, kann die Krankheit für die Betroffenen zu einem Anstoß, zu einer Chance werden, mehr Lebensqualität zu erwerben – eine in der Medizin ungewöhnliche Perspektive für eine Krankheit.

Eine Patientin:

»Eines meiner sehnlichsten Therapieziele ist, daß ich endlich diese verfluchten Bilder, die man mir übergestülpt hat und die ich angenommen habe, wegwerfen kann. Ich will vergessen, wie man mich haben wollte und wie ich mich zu fühlen hatte. Ich will endlich ich sein, nichts Besonderes und nichts Extravagantes. Es ist schwer, das, was ich jahrelang gelebt habe, aus mir auszurotten. Ich meine noch viel zu oft, ich müßte alles ganz intensiv erleben, alles voll auskosten, nur nicht alltäglich sein. Daß etwas einfach nur ganz nett ist, kann ich nur schwer ertragen. Es reicht nicht, zufrieden zu sein: ich muß unendlich glücklich und erfüllt sein. Es reicht nicht, wenn mir etwas

nicht paßt und ich mich mies fühle: ich muß vollkommen verzweifelt sein. Ich unterscheide noch immer zwischen edlen und banalen Gefühlen. Ich gestehe mir nicht zu, daß ich ganz banale Dinge denke und fühle, daß ich ganz banale, superbanale Schwierigkeiten habe und nicht nur tiefgreifende, weltbewegende Probleme, die ganz besonders tragisch und edel sind. Mein Ziel ist, ein ganz normales Leben zu leben und damit zufrieden zu sein.«

»Meine hohen Erwartungen an mich sind ganz erheblich gesunken. Ich kann heute Fragen stellen, die ich mir früher verboten hätte, weil sie zu simpel, zu banal und zu wenig intellektuell waren. Was aber besonders wichtig ist: Ich kann wieder fühlen. Früher habe ich sehr viel Energie aufgewendet, um meine Gefühle nicht zu spüren, sie zu ignorieren, bis ich nichts mehr empfunden habe, nichts als Kälte und Leere. Heute nehme ich meine Gefühle nicht nur wahr, sondern ich nehme sie auch ernst. Ich spüre Angst und Unsicherheit und kann dazu stehen, und auf einmal nehme ich wahr, daß auch andere Menschen unsicher sind und Angst haben. Ich versuche, netter zu mir zu sein und nicht mehr Übertriebenes von mir zu fordern. Ich fühle mich mir ganz einfach ein Stück näher, ich bin mir wichtiger geworden.«

»Als ich in die Klinik ging, war meine Mutter entsetzt. Ich glaube, sie hat sich über ein Jahr mit Händen und Füßen gesträubt, an der Familiengruppe teilzunehmen. Sie hatte wegen meiner Magersucht starke Schuldgefühle und befürchtete, daß ihr in der Familiengruppe alles in die Schuhe geschoben würde. Schließlich raffte sie sich aber dann doch mir zuliebe dazu auf hinzugehen. Wir lernten es in der Gruppe, uns voneinander abzugrenzen. Heute habe ich ein herrliches, ausgewogenes Verhältnis zu meiner Mutter. Ich entscheide, was ich ihr erzähle, was ich mit ihr bereden möchte und was nicht. Wir haben beide gelernt, zu sprechen und zuzuhören, mit Kritik umzugehen, und, vor allem, uns als eigenständige Wesen wahrzunehmen, zu achten, und vieles, vieles mehr. Meine Mutter ist längst nicht mehr die Familie, sie ist sie selbst geworden. Früher war sie wie erstarrt und tot. Heute ist Leben in ihr. Jeder in meiner Familie hat nun Raum zu leben, er ist frei und darf auch eigene Wege gehen. So haben nicht nur meine Mutter und ich von der Gruppe profitiert, sondern unsere ganze Familie.«

Eine Mutter auf dem Weg zu sich selbst:

»Ich heiratete sofort nach meinem ersten Examen und bekam noch während meiner Ausbildung als Studienreferendarin meine erste Tochter. Nach der Geburt unserer dritten Tochter war mein Hausfrauendasein endgültig besiegelt. Zunächst freute ich mich darüber, ganz für meine Kinder da sein zu können; aber dann beobachtete ich neidisch, wie mein Mann ungehindert an seiner Karriere bastelte und wehrte mich zunehmend gegen mein Nur-Hausfrauendasein. Ich entwickelte Minderwertigkeitsgefühle, die ich aber

im Laufe der Zeit mit einem totalen Hineinwachsen in meine Mutterrolle kompensierte. Ich hatte ein sehr enges Verhältnis zu meinen Töchtern und förderte ihre Begabung, wo es nur ging. Ich sah es außerdem als meine Aufgabe an, alle Familienbelange von meinem Mann fernzuhalten, damit er ungestört in seinem Beruf vorwärtskommen konnte.

Im Laufe der Zeit muß ich wohl meine eigenen Bedürfnisse und Wünsche vollkommen vergessen oder verdrängt haben. Ich hatte keinen Bereich mehr, der nur mir allein gehörte, sondern ich lebte ausschließlich für meine Familie. Wenn es meinem Mann und meinen Kindern gut ging, ging es auch mir gut. Hatten sie Erfolg, war es auch mein Erfolg. Ich schmückte mich mit meiner Familie und kam mir ohne sie nackt und unvollständig vor. Ich fühlte mich für die Harmonie innerhalb der Familie verantwortlich und für das Wohlergehen der einzelnen Familienmitglieder. Ich glaubte mich glücklich, weil ich nette, intelligente Kinder hatte und eine harmonische Ehe führte, obwohl mir heute gesagt wird, daß ich damals sehr viel Unzufriedenheit ausgestrahlt habe.

Jedenfalls traf es mich wie ein Blitz aus heiterem Himmel, als meine älteste Tochter magersüchtig wurde. Sie war ein besonders begabtes, verständnisvolles und angepaßtes Mädchen und immer unser ganzer Stolz gewesen. Innerhalb von wenigen Wochen veränderte sie sich total. Es war eine sehr schmerzliche Erfahrung zu spüren, wie sie sich meinem Einfluß entzog, keine noch so gut gemeinten Ratschläge annahm und selbst meine Verzweiflung unbeachtet ließ. Erstmals stand ich meiner Tochter vollkommen hilflos gegenüber. Von Verwandten und Bekannten wurde ich auf Erziehungsfehler hingewiesen. Manche gaben mir regelrecht die Schuld. Ich war verzweifelt, fühlte mich schuldig und sehr alleingelassen.

Als meine Tochter in der Klinik war, erfuhr ich von der Familiengruppe und beschloß daran teilzunehmen, weil ich nichts unversucht lassen wollte, ihr zu helfen. Ich fürchtete zwar neue Schuldzuweisungen, erhoffte mir aber Rezepte für den Umgang mit meiner magersüchtigen Tochter. Ich erhielt keines von beidem, begegnete aber anderen Müttern, die in der gleichen Situation waren wie ich und mit denen ich mich bald sehr gut verstand. Ich begann zu ahnen, daß es nicht nur darum ging, meiner Tochter zu helfen, sondern auch mir selbst, und vor allem, daß ich in meinem Leben einiges ändern mußte. Es war ein schwerer Schritt und kostete mich viel Mut, mein Verhalten, meine Rolle in der Familie, meine Wertvorstellungen, kurz, alles, was ich jahrelang für richtig, wichtig und gut gehalten hatte, kritisch zu betrachten und teilweise sogar in Frage zu stellen. Oft hatte ich Angst, oft war ich verzweifelt; aber ganz allmählich spürte ich eine neue Freiheit und eine neue Sicherheit für mich und meine Familie. Ich mußte mich selbst, meine Bedürfnisse und meine Interessen erst wiederfinden.

Seitdem ich nicht mehr für alles zuständig und verantwortlich sein muß, was in der Familie geschieht; seitdem z. B. die schlechten Noten meiner Kinder nicht mehr meine schlechten Noten sind; seitdem ich meine Vermittlerrolle aufgegeben habe, fühle ich mich wesentlich freier und gelöster. Ich habe weniger Streß und mehr Freiraum für mich. In der Familie läuft alles mindestens ebenso gut wie vorher, nur mit dem Unterschied, daß wir viel offener miteinander umgehen und daß unsere Stimmung sehr viel heiterer ist.«

Abschließende Bemerkung

Wir haben in diesem Buch versucht, Sie über Magersucht und Bulimie zu informieren, Sie anzuregen, unseren Vorstellungen über die Ursachen dieser Krankheit zu folgen. Wir wollten erreichen, daß Sie sich Gedanken machen über Ihre eigene Krankheitsgeschichte oder die Ihres Kindes. Unser Ziel ist es, Sie zu einer Behandlung zu motivieren.

In eine Therapie muß ein Patient einwilligen. Nur wenn es im Notfall um die Erhaltung des Lebens geht, kann man ohne Einwilligung eines Menschen behandeln, Injektionen machen, auch Operationen durchführen. Für den Erfolg dieser Behandlung ist die Zustimmung des Betroffenen entbehrlich. Psychotherapie gegen den freien Willen eines Menschen ist nicht möglich. Man kann zwar vieles an ärztlichen Maßnahmen über sich ergehen lassen, weil man dazu überredet wird, aus Angst oder Gehorsam oder jemandem zuliebe – Freiwilligkeit ist ein dehnbarer Begriff. Aber Psychotherapie erfordert mehr als nur Einwilligung oder gar Erduldung. Unabdingbar ist der ernsthafte Entschluß eines Menschen, sich behandeln, sich bei der Bewältigung seiner Krankheit helfen zu lassen und die ehrliche Bereitschaft, sich daran nach Kräften zu beteiligen. Eine Psychotherapie hat nur im gemeinsamen Bemühen von Patient und Therapeut Aussicht auf Erfolg. Gegen den inneren Widerstand eines Menschen ist jede Psychotherapie sinnlos.

Voraussetzung für eine freiwillige, aktive Mitarbeit in der Therapie ist es, daß ein Patient über das Wesen seiner Krankheit informiert ist, daß er weiß, was im Verlauf einer Behandlung auf ihn zukommt. Er muß auch wissen, was sein Therapeut für ein Konzept hat, wie er über die Krankheit denkt, die behandelt werden soll. Dieses Wissen soll den Patienten in die Lage versetzen, eigene Verantwortung, was seine Krankheit betrifft, zu übernehmen und eigene Entscheidungen zu treffen. So können sie Ziele der Therapie im Verlauf der Behandlung ändern, und wir betrachten es als Angelegenheit des Patienten, immer wieder zu reflektieren, welche Erwartungen er konkret an die Therapie knüpft. Die Verantwortung für Krankheit und Behandlung darf man nicht auf den Therapeuten übertragen. Bei vielen organischen Krankheiten kann sich ein Mensch »in die Hände des Arztes« begeben, sich ihm im besten Sinn überantworten. Bei Magersucht oder Bulimie ist ein passives Sich-einer-Behandlung-Überlassen ohne Aussicht auf Erfolg. Deshalb gibt es bei dieser Krankheit auch keine Wunderheilung.

Eigenverantwortlichkeit und Entscheidungsfähigkeit bedeuten Mündigkeit.

Wir sind davon überzeugt, daß Mündigkeit, was die eigene Krankheit betrifft, eine wichtige Basis für eine erfolgreiche Psychotherapie darstellt. Wir haben uns deshalb in diesem Buch darum bemüht, Eßgestörte zu mündigen Patienten zu machen. Es wäre uns Genugtuung und Befriedigung, wenn uns dies bei dem einen oder anderen Leser gelungen wäre.

Kontaktadressen

Deutschland:

Psychosomatische Fachklinik
Bad Dürkheim
Kurbrunnenstraße 12
67098 Bad Dürkheim
Tel.: (0 63 22) 14 21

Rheinklinik für Psychosomatische Medizin
Luisenstraße 3
53604 Bad Honnef
Tel.: (0 22 24) 20 81

Freie Universität Berlin
Frauenklinik und Poliklinik
des Uniklinikums Charlottenburg
Psychosomatische Sprechstunde
Pulsstraße 4–14
14059 Berlin
Tel.: (0 30) 32 03–4 15

Medizinische Klinik und Poliklinik
der Universität Düsseldorf
Moorenstraße 5
40225 Düsseldorf

Klinik der Universität Göttingen
Abteilung für Psychosomatik
Von-Siebold-Straße 5
37075 Göttingen
Tel.: (05 51) 39-67 05-07

Psychosomatische Abteilung
der II. Medizinischen Klinik
Universitätskrankenhaus Eppendorf
Martinistraße 52
20251 Hamburg
Tel.: (0 40) 64 68-39 93

Med. Hochschule Hannover
Abt. für Psychosomatik
Karl-Wiechert-Allee 9
30625 Hannover
Tel.: (05 11) 5 32-31 90

Abt. für Familientherapie
der Psychosomatischen Uniklinik
Prof. Dr. Helm Stierlin
Mönchhofstraße 15 a
69120 Heidelberg
Tel.: (0 62 21) 53 22 14

Psychosomatische Abteilung
der Medizinischen Einrichtungen
der Universität Köln
Josef-Stelzmann-Straße 9
50931 Köln
Tel.: (02 21) 4 78 43 65-41 01

I. Med. Universitätsklinik
und Poliklinik
Langenbeckstraße 1
55131 Mainz

ANAD-Selbsthilfe (Zentrale)
Ungererstraße 32
80802 München

Heckscher Klinik für Kinder
und Jugendliche
Heckscherstraße 4 und 9
80804 München
Tel.: (0 89) 3 60 97-0

Krankenhaus München-Bogenhausen
Englschalkingerstraße 77
81925 München
Tel.: (0 89) 2 70-0

Krankenhaus München-Schwabing
Kölner Platz 1
80804 München
Tel.: (0 89) 30 68-1

Max-Planck-Institut für
Psychiatrie
Therapie-Centrum für
Eßstörungen (TCE)
Leitung: Dr. M. Gerlinghoff
Schleißheimer Straße 267
80809 München

Psychiatrische Klinik der
Universität
Nußbaumstraße 7
80336 München
Tel.: (0 89) 51 60-33 11

Psychiatrische Klinik der
Westfälischen Wilhelmsuniversität
Albert-Schweitzer-Straße
48149 Münster

Beratungs- und Koordinationsstelle
für Selbsthilfegruppen
an der Universität Oldenburg
Birkenweg 5
26127 Oldenburg
Tel.: (04 41) 9 78 82 52 und
7 98 83 21

Klinik Roseneck
Am Roseneck 6
83209 Prien am Chiemsee
Tel.: (0 80 51) 60 10

Universitäts-Nervenklinik
Abt. für Kinder- und Jugend-
psychiatrie
Osianderstraße 8
72076 Tübingen

Universitätsklinik Ulm
Abteilung Psychosomatik
Steinhövelstraße 9
89075 Ulm
Tel.: (07 31) 17 91

Psychosomatische Klinik
Schützenstraße 16
86949 Windach am Ammersee
Tel.: (0 81 93) 7 20

Österreich:
Psychiatrische Uniklinik
A-6020 Innsbruck
Tel.: (05 12) 50 40

Uniklinik für Kinderheilkunde
Anichstraße 35
A-6020 Innsbruck

Allgemeines Krankenhaus der
Stadt Wien
Psychiatrische Uniklinik
Lazarettgasse 14
A-1097 Wien

Schweiz:
Psychiatrische Uniklinik
(Burghölzli)
Lengstraße 31
CH-8052 Zürich

Sachverzeichnis

Weitere Bücher aus unserem Programm

Friebel, V.
Die Kraft der Vorstellung
Mit Visualisierung die Selbstheilung anregen. Buch mit Tonkassette

Höfler, H.
Atemtherapie und Atemgymnastik
Buch mit Tonkassette

Ohm, D.
Progressive Relaxation
Tiefmuskelentspannung nach Jacobson · Einführung und Übungen · Kombinationsmöglichkeiten mit dem Autogenen Training
54 Seiten, 13 Abbildungen

Franke, K.
So lernt man Autogenes Training
79 Seiten, 7 Abbildungen